MANUEL DU MÉDECIN PRATICIEN

AIDE-MÉMOIRE

DE

NEUROLOGIE

MANUEL DU MÉDECIN PRATICIEN

AIDE-MÉMOIRE

DE

NEUROLOGIE

Par le Professeur **Paul LEFERT**

Avec 26 figures intercalées dans le texte

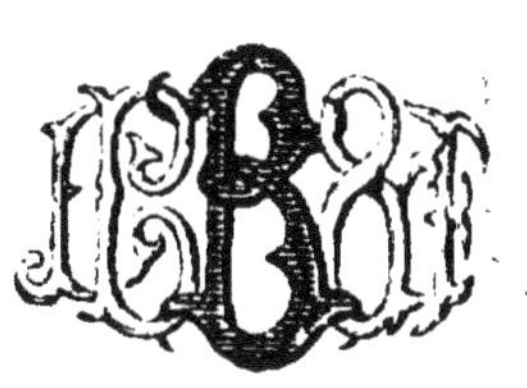

PARIS
LIBRAIRIE J.-B. BAILLIÈRE ET FILS
19, RUE HAUTEFEUILLE, 19

1900

PRÉFACE

Cet *Aide-mémoire de neurologie* est destiné à rappeler à l'étudiant et au médecin praticien, aussi bien avant l'examen qu'au lit du malade, ce qu'il a pu apprendre dans des traités complets et à l'hôpital.

Nous avons longuement insisté sur les affections que l'on est exposé à rencontrer chaque jour — que personne ne doit ignorer; nous passons au contraire plus rapidement sur les affections rares, dont on ne connaît que quelques cas dans la science.

De même, nous avons développé beaucoup plus la *symptomatologie* et le *diagnostic* que les *lésions anatomiques*, mais nous avons tenu à donner pour celles-ci quelques figures qui puissent fixer rapidement dans la mémoire leur topographie.

Encore bien que le *traitement* de la plupart des maladies du système nerveux ne donne pas les succès qu'une thérapeutique rationnelle procure dans d'autres affections, nous avons cru néanmoins devoir indiquer les médications journellement employées par les praticiens les plus renommés.

Le plan suivi dans cet ouvrage est le suivant.

Après l'étude des *maladies des centres nerveux*, nous étudions les *grands syndromes* communs à ces diverses affections, puis les *maladies des enveloppes nerveuses*, enfin les *maladies des nerfs périphériques*, les *névroses* et les *troubles dystrophiques*.

Professeur P. Lefert

AIDE-MÉMOIRE

DE

NEUROLOGIE

I. — MALADIES DE L'ENCÉPHALE

I. — MALADIES DES HÉMISPHÈRES CÉRÉBRAUX

Les maladies des hémisphères cérébraux, de beaucoup les plus fréquentes, sont l'*hémorragie* et le *ramollissement*, c'est pourquoi nous les étudierons d'abord, pour nous y reporter ensuite à propos de détails symptomatologiques de diverses affections.

Comme complément à cette étude, on devra lire les articles placés plus loin qui traitent des grands syndromes cérébraux (p. 85).

I. — HÉMORRAGIE CÉRÉBRALE

On entend sous ce nom l'épanchement de sang qui résulte d'une hémorragie artérielle se faisant dans la substance même des hémisphères cérébraux (c'est-à-dire aux dépens d'une des artères des noyaux centraux)..

ANATOMIE PATHOLOGIQUE. — La lésion primitive, qui permet à l'hémorragie de se faire, est l'altération des parois de l'artère, qui se rompra à l'occasion d'une augmentation de tension. — Cette lésion, c'est l'*anévrysme miliaire* de Charcot et Bouchard.

Pour constater sa présence, il faut dissocier la substance grise en la laissant macérer pendant quelques jours dans l'eau, puis la placer sous un filet d'eau — les vaisseaux persisteront seuls; il suffit alors de les étaler sur une lame de verre, pour constater, sur les petites ramifications artérielles, de *petites dilatations* qu'on voit sous forme de petits points rouges ou noirs, gros comme des têtes d'épingles.

La structure de l'anévrysme miliaire est celle de tous les anévrysmes; c'est un saccule formé par la tunique interne et la tunique externe altérées, la tunique moyenne du vaisseau ayant disparu. La poche contient soit du sang intact, soit un caillot graisseux chargé d'hématoïdine; — au microscope, on constate la disparition de la tunique moyenne, musculeuse, qui existe en amont et en aval de la poche; la tunique adventice, confondue avec la gaîne lymphatique, est très mince, c'est le point de moindre résistance.

Dans quelques cas, au lieu d'anévrysmes miliaires, on trouve des lésions d'artério-sclérose, mais ces cas sont infiniment rares.

Lorsque les lésions sont constituées, la *quantité* de sang épanché est très variable, elle peut aller de seulement quelques grammes jusqu'à 250 grammes, dans d'autres cas, en particulier dans la paralysie générale, on observe des hémorragies microscopiques, punctiformes, mais dans ces cas aussi le tableau clinique de l'hémorragie cérébrale manque.

Siège des lésions. — Il se trouve le plus souvent dans le domaine de l'artère lenticulo-striée, au point où ce vaisseau rampe à la face externe du noyau lenticulaire — entre celui-ci et la capsule externe; c'est l'*artère de l'hémorragie cérébrale* de Charcot. — Moins fréquemment, on trouve l'épanchement de sang au niveau de la capsule interne, au niveau du noyau caudé, au niveau de la couche optique, au niveau du centre ovale

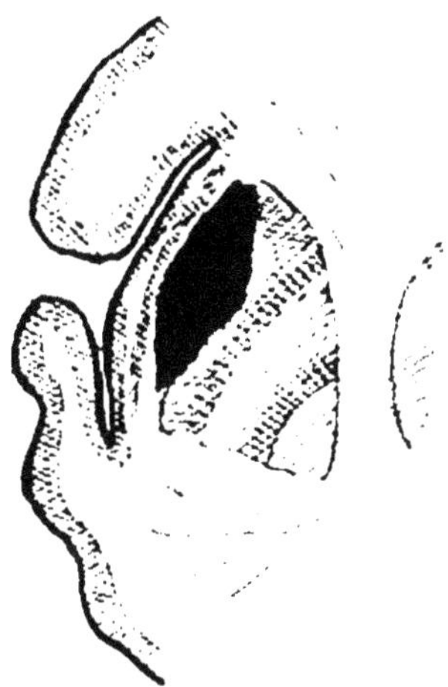

Fig. 1. — Schema d'un foyer d'hémorragie cérébrale au niveau de la capsule externe.

(beaucoup plus rarement). Lorsque l'épanchement de sang est très abondant, il peut y avoir irruption dans le ventricule latéral, qui se trouve alors entièrement occupé par un caillot (fig. 1).

Nombre des foyers. — Il est variable, — en général unique, on peut quelquefois en trouver plusieurs, soit de même date, soit de dates successives.

Dans certains cas, enfin, on trouve deux foyers symétriques.

Forme. — Elle est également variable. C'est le plus souvent un disque (situé entre le noyau lenticulaire et la capsule externe).

Aspect du foyer suivant son âge. — La présence du foyer se décèle dès l'ouverture de la boîte crânienne, par l'aspect des circonvolutions, qui sont aplaties et anémiées.

Si le foyer est récent, le sang est coagulé, mais comme dans le cœur droit, il n'est pas rétracté. — Les parois sont anfractueuses, déchirées ; on trouve les vaisseaux rompus et altérés.

Si le foyer est ancien, avec le temps, le caillot et les parois se modifient ; le *caillot* subit la dégénérescence graisseuse et disparaît peu à peu ; tandis que la matière colorante imprègne les parois d'hématoïdine, il se détache de la paroi, devient une petite masse grisâtre ou jaunâtre ; la substance nerveuse des *parois* se ramollit, subit la dégénérescence granulo-graisseuse, puis est remplacé par un tissu névroglique de sclérose, les paroise deviennent lisses comme celles d'un kyste ;

Enfin, si le foyer est petit, ces parois s'accolent.

Lésions connexes. — Les artères cérébrales présentent des lésions d'endartérite oblitérante, et surtout un plus ou moins grand nombre d'anévrysmes miliaires.

Lésions consécutives. — La plus importante,

due à des troubles de compression et de nutrition, apparaît seulement au bout de quelque temps, et se rencontre à l'autopsie des hémiplégiques de date ancienne, présentant de la contracture, c'est la *dégénération secondaire du faisceau pyramidal*, lésion bien connue depuis les travaux de Türck, puis de Charcot et Bouchard. Voir : *Ramollissement cérébral*.

Sur tout son trajet, depuis la capsule interne, dans les pédoncules, la protubérance, le bulbe, jusque dans la moelle, la place occupée par les fibres de ce faisceau pyramidal se trouve envahie par du tissu scléreux qui, sur une coupe colorée, paraît plus clair et plus transparent, parce qu'il prend moins bien la matière colorante.

La règle qui préside à cette dégénérescence est la suivante : *Quand le faisceau pyramidal est détruit en un point quelconque de son trajet cérébro-médullaire, les fibres situées au-dessous du point lésé dégénèrent dans toute la hauteur du faisceau.*

Il en résulte que les foyers hémorragiques qui lèsent le faisceau pyramidal sont ceux qui se trouvent dans la région circumrolandique du centre ovale, les faisceaux fronto-pariétaux, la capsule interne dans les 2/3 antérieurs du bras postérieur, les pédoncules cérébraux à la partie moyenne du pied, l'étage inférieur de la protubérance, etc.

Étiologie. — On connaît peu les causes qui déterminent la formation de l'anévrysme miliaire, mais on connaît un certain nombre de conditions qui favorisent l'apparition de l'hémorragie cérébrale.

Toutes les affections qui altèrent les artères prédisposent à l'hémorragie cérébrale, en particulier l'alcoolisme, le saturnisme, la goutte, le diabète, le rhumatisme.

L'âge est un facteur important — c'est entre 50 et 70 ans que l'on observe le plus souvent cette affection ; le *sexe masculin* paraît également plus fréquemment atteint ; l'*hérédité* a été admise de tout temps, — enfin ajoutons que si un sujet se remet d'une première hémorragie cérébrale, il est exposé à une ou plusieurs récidives dont la dernière détermine enfin la mort.

Quant aux *causes occasionnelles* qui déterminent la rupture par augmentation de tension vasculaire, c'est le plus souvent un repas copieux, un effort de défécation ou de coït chez le vieillard, parfois la suppression brusque d'un flux (hémorroïdes), enfin, dans quelques cas, le malade est surpris en plein repos, dans son lit ou dans son fauteuil.

SYMPTOMES. — Il faut décrire à l'hémorragie cérébrale trois périodes :

1° Une période de début, presque toujours apoplectique ;

2° Une période d'état ou de paralysie flasque ;

3° Une période tardive, dans laquelle peut apparaître ou non la contracture.

1° **Période de début.** — Il se fait le plus souvent avec apoplexie, quelquefois il est progressif, sans perte de connaissance.

A. *Apoplexie.* — S'il y a *apoplexie*, le sujet perd connaissance, d'une façon plus ou moins complète : — s'il est assis, il tombe en arrière ou en avant; s'il est debout, il tombe, non pas brusquement, comme dans l'épilepsie, mais il s'affaisse sur lui-même. L'état apoplectique est caractérisé par la perte absolue de l'intelligence, de la sensibilité et de la mobilité, avec intégrité à peu près complète de la respiration et de la circulation. Dans certains cas, cependant, l'apoplexie est incomplète, le malade peut suivre des yeux les personnes ou les objets qui se déplacent autour de lui, mais il est incapable de remuer ni de répondre.

B. *Résolution musculaire*. — Le malade, placé sur un lit, reste dans la *résolution musculaire* absolue, ne réagissant à aucune excitation sensitive ou sensorielle (il y a également abolition des réflexes); la face est vultueuse, congestionnée, parfois même cyanosée et baignée de sueur; le pouls est lent, tendu et plein; il y a incontinence ou rétention d'urines (et, dans ce dernier cas, miction par rengorgement), incontinence ou rétention de matières fécales.

C. *Hémiplégie*. — Enfin, on peut déjà constater l'*hémiplégie* :

a) Si après avoir soulevé l'un après l'autre les deux membres inférieurs au-dessus du plan du lit, on les laisse retomber de leur propre poids, le membre du côté paralysé retombe lourdement, celui du côté sain retombe plus lentement, à cause de la tonicité musculaire; enfin le membre paralysé est plus rectiligne et plus immobile.

b) On peut refaire la même expérience au membre supérieur.

c) A la face, il y a déviation des traits qui sont

tirés vers le côté sain, tandis que, du côté malade, la joue est relevée à chaque expiration ; le malade *fume la pipe*, suivant l'expression consacrée. (C'est le type de l'hémorragie cérébrale au niveau des hémisphères ; il y a *hémiplégie homonyme*, au contraire, dans les lésions du mésocéphale, il y a hémiplégie alterne, la face est paralysée du côté opposé aux membres.)

D. *Déviation conjuguée des yeux.* — Enfin, un autre signe important à rechercher, c'est la *déviation conjuguée de la tête et des yeux* ; — le malade a la tête légèrement tournée de côté, d'autre part, le regard est dirigé en haut et en dehors du même côté que la tête. D'après Vulpian, qui le premier a signalé ce fait : *le malade regarde du côté de sa lésion* ; cette loi n'est tout à fait juste qu'avec le correctif qu'y ont ajouté Landouzy et Grasset, et que l'on peut formuler ainsi :

1° *Dans les lésions d'un hémisphère, le malade regarde ses membres convulsés, s'il y a excitation ; il regarde sa lésion, s'il y a paralysie ;*

2° *Dans les lésions du mésocéphale, le malade regarde ses membres paralysés, s'il y a paralysie ; il regarde sa lésion, s'il y a excitation.*

E. *Evolution de l'apoplexie.* — La période apoplectique peut se terminer de diverses façons :

a) Elle peut emporter le malade en quelques heures; le plus souvent alors elle est accompagnée de convulsions ou de contractions précoces, qui se montrent du côté paralysé, et indiquent l'inondation des méninges ou des ventricules.

b) Le *decubitus acutus* peut se montrer; il débute par une escarre fessière à marche rapide, commençant du 2e au 4e jour par un érythème qui apparaît vers le centre de la région fessière au niveau du sacrum, bientôt il y a mortification et escarre, mais la mort survient souvent avant son développement complet, sans que le malade soit sorti du coma, et le plus souvent avec une élévation de température montant à 40° et accompagnée de symptômes d'infection.

On peut observer parfois aussi pendant le coma de l'albuminurie et de la glycosurie.

c) Dans certains cas, au contraire, la perte de connaissance est de courte durée ou incomplète.

d) Enfin le début *sans apoplexie* est plus rare; en pleine connaissance, le malade se sent tout à coup paralysé, il voit sous ses yeux la paralysie frapper d'abord la jambe, puis le bras et la face.

Normalement la période de coma apoplectique dure de deux à trois jours, rarement plus, souvent moins, puis le malade reprend peu à peu ses sens, il suit d'abord du regard les personnes qui l'entourent, puis fait quelques mouvements du côté sain, enfin, après des essais plus ou moins infructueux, il arrive à parler distinctement.

2° **Période d'état ou de Paralysie flasque.** — L'*hémiplégie* en est le symptôme le plus important, atteignant la face, le bras et la jambe du même côté, lorsqu'elle est homonyme.

A la face, il y a déviation des traits, la bouche est tirée du côté sain, les plis et les rides sont plus marqués de ce côté. Pour accentuer ces signes de paralysie, il faut faire remuer le visage, en commandant au malade de faire des mouvements, il faut le faire grimacer; tandis que le côté malade reste impassible, tous les mouvements se font du côté sain, mais remarquons immédiatement que seuls les muscles du domaine du facial inférieur sont pris. L'orbiculaire de l'œil, les frontaux sont conservés (contrairement aux paralysies périphériques de ce nerf). Du côté de la langue, on peut observer la déviation de la pointe du côté paralysé.

Aux membres, la paralysie est plus accentuée au bras qu'à la jambe; — lorsque l'hémiplégique peut marcher, il marche en fauchant.

Au contraire, il y a intégrité à peu près complète des muscles de la paroi abdominale et du cou. A cette époque, les masses musculaires ne sont pas atrophiées, la contractilité électrique est normale.

L'*hémianesthésie* peut s'observer si l'hémorragie a porté sur la partie postérieure de la capsule interne, elle est *complète*, sensitivo-sensorielle. La peau est alors insensible à tous les excitants, le sens musculaire est affaibli ou aboli, il en est de même des muqueuses, le goût est supprimé sur la moitié correspondante de la langue, de même l'odorat dans la narine correspondante.

Complications de cette période. — Ce sont un certain nombre de troubles trophiques et vasomoteurs du côté de divers organes.

Des *arthropathies*, localisées aux membres paralysés, caractérisées par un léger épanchement liquide distendant l'articulation, parfois avec tuméfaction, rougeur et douleur, comme dans le rhumatisme subaigu.

On peut observer aussi des *escarres* fessières, trochantériennes, talonnières.

3° Période tardive ou de Contracture. — L'apparition de la contracture, qui ne manque que dans les cas légers, où la compression est à peine marquée, indique la dégénérescence du faisceau pyramidal. Elle a lieu 2 ou 3 mois après le début, son apparition est annoncée par l'exagération des réflexes tendineux et l'épilepsie spinale (trépidation épileptoïde, clonus du pied); il y a d'abord quelques secousses musculaires la nuit, puis la contracture définitive apparaît.

A la *face*, les traits se tirent du côté malade, contrairement à ce qui avait lieu pendant la période de flaccidité.

Le *membre supérieur* s'immobilise soit dans l'attitude de la *flexion*, le bras accolé au corps, l'avant-bras fléchi sur lui à angle droit, la main fléchie en pronation, les doigts fléchis, — soit dans l'*extension*, l'avant-bras étendu sur le bras, mais la main et les doigts fléchis.

Le *membre inférieur* est le plus souvent en *extension*, les orteils étant fléchis en crochet. — Si la dégénération est incomplète et que les mouvements soient encore partiellement possibles, le malade peut marcher, mais il marche en fauchant. — Ces contractures sont rebelles au chloroforme, quoique diminuées par lui.

On peut observer sur les membres atteints le phénomène de la *syncinésie*. Les mouvements commandés au côté sain sont ébauchés du côté malade. — Du côté sain, il y a au contraire de la diminution de la force musculaire, et de la trépidation épileptoïde — l'*atrophie* musculaire est exceptionnelle.

Complications de cette période. — Tremblement rythmique ; — se montrant à l'occasion des mouvements.

Hémichorée. — Apparaît quelquefois, et est exagérée par les mouvements volontaires et les émotions.

Hémi-athétose. — Observée dans quelques cas.

Troubles intellectuels. — Rares ; affaiblissement de l'intelligence.

Aphasie. — Beaucoup plus rare que dans le ramollissement cérébral.

MARCHE. — DURÉE. — TERMINAISONS. — La marche de l'affection dépend essentiellement des formes cliniques, dues à l'abondance plus ou moins grande de l'hémorragie, ainsi qu'au siège de celle-ci.

Ces formes peuvent se classer de la façon suivante :

a) Hémorragie très abondante, foudroyante, amenant la mort en quelques minutes.

b) Coma absolu, suivi de mort au bout de quelques heures, avec ou sans phénomènes d'excitation corticale.

c) Coma persistant pendant un ou plusieurs jours jusqu'aux phénomènes de *decubitus acutus*, qui détermineront la mort.

d) Formes moins graves, le malade sort plus ou moins rapidement du coma et arrive à la période d'hémiplégie flasque, pendant laquelle il peut néanmoins être emporté par des phénomènes d'encéphalite diffuse, ou par pneumonie.

e) Le malade arrive à la période de contracture — mais celle-ci est plus ou moins interne et durable.

f) Dans certains cas bénins, à la suite d'un ictus léger, la guérison est presque absolue, il reste seulement un peu de raideur et d'impotence du côté hémiplégié.

La plupart du temps, si le malade ne meurt pas de quelque complication infectieuse, il fait une seconde et même une troisième attaque, étant emporté par l'une d'elles.

Diagnostic. — Très facile dans certains cas, il peut être dans d'autres extrêmement difficile, et même impossible.

Il doit être fait aux trois périodes.

1° **Période d'Attaque.** — Avec *la syncope* caractérisée par l'affaissement du malade, la pâleur, l'arrêt des battements du cœur.

Le *coup de chaleur*, qui relève sans doute d'une congestion cérébrale, est caractérisé, en dehors des données étiologiques, par la congestion de la face, le coma, sans hémiplégie, rapidement suivi de mort ou de guérison.

Le coma de *l'ivresse* a des caractères nets, en dehors des commémoratifs et de l'odeur de l'haleine.

Les intoxications par *l'opium*, *le chloral*, ont les caractères pupillaires pour le premier, l'odeur de l'haleine, pour le second, etc.

L'*urémie* peut dans certains cas donner un coma avec paralysie flasque, mais l'évolution de la maladie et l'examen des urines renseigneront.

L'*hémorragie méningée* ne peut être différenciée d'une façon certaine, même lorsqu'il y a des convulsions.

Les *congestions simples* donnent un coma moins complet, elles sont le plus souvent dues à la goutte, ou à l'artério-sclérose, parfois, à la paralysie générale.

L'*hystérie* a pu donner dans quelques cas des ictus simulant l'hémorragie cérébrale, mais on trouvera facilement ses stigmates.

Les *fractures de la base du crâne* peuvent s'accompagner de coma et d'hémiplégie, mais en outre des commémoratifs il y a le plus souvent une plaie de la tête, des troubles oculaires, paralysie faciale totale, et plus tard l'apparition des ecchymoses caractéristiques.

2° **Période d'Hémiplégie flasque.** — Il faut d'abord reconnaître les phénomènes de paralysie flasque et leur localisation à un côté du corps, soit aux deux membres et à la face, soit seulement à l'une ou l'autre de ces parties. — A la face, il faut éviter de confondre la paralysie d'un côté avec une contracture du côté opposé, il faut également distinguer la *paralysie faciale d'origine centrale*, qui ne prend que le facial inférieur, de la *paralysie périphérique*, qui atteint tout le facial.

L'hémiplégie flasque étant reconnue, il faut en trouver la cause, ce qui est parfois fort difficile.

Tout d'abord on éliminera les hémiplégies *toxiques* ou dues à un état pathologique spécial, hémiplégie urémique, saturnine, etc., hémiplégies du tabès, de la sclérose en plaques, etc., elles sont en général incomplètes et transitoires.

Plus difficile est de reconnaître une hémorragie cérébrale d'une embolie ou d'une thrombose par ramollissement. On se basera sur l'âge du malade, ses antécédents pathologiques, son habitus général, et aussi sur l'état de son cœur (embolie); certains symptômes peuvent d'ailleurs incliner le diagnostic d'un côté ou de l'autre, c'est ainsi que l'aphasie est presque toujours le fait d'un ramollissement.

3° **Période de Contracture.** — Le diagnostic est à faire avec les contractures dues à une lésion des nerfs périphériques ou de la moelle. Le diagnostic se posera principalement entre l'hémiplégie organique et l'hémiplégie hystérique (voir *ramollisement cérébral*). Quant au diagnostic de la nature de cette hémiplégie organique (hémorragie ou ramollissement), il se fera par les commémoratifs, et les symptômes concomittants (artério-sclérose, endocardite chronique, etc.).

Pronostic. — D'autant plus grave que l'ictus initial a été plus violent, les convulsions, indiquant l'inondation ventriculaire, sont de mauvais augure. Lorsque les phénomènes paralytiques persistent après le 7e jour, ils ne peuvent ultérieurement disparaître, les faisceaux sont détruits et leur sclérose se traduit par de la contracture. Quant au pronostic à distance, il est toujours très sombre, le plus souvent, le malade fait des attaques successives (2, 3, 4), et finit par succomber à l'une d'elles.

Traitement. — Il est complètement impuissant; les palliatifs que l'on emploie habituellement au moment de l'apoplexie, vésicatoires et sinapismes sur les membres inférieurs, saignée du bras, applications de sangsues derrière l'oreille, paraissent n'avoir aucune action.

A la période hémiplégique, on pourra aider le retour des mouvements par l'électrisation, le massage des membres paralysés.

Quant au traitement ultérieur pour éviter une récidive, il consiste à éviter les efforts, toutes les causes qui peuvent augmenter la pression intracérébrale; on mettra également les malades au régime lacté partiel.

II. — RAMOLLISSEMENT CÉRÉBRAL

Le ramollissement cérébral est une lésion de l'encéphale produite par un *infarctus consécutif à une oblitération artérielle*. Son mode de production est donc absolument semblable à celui de tous les infarctus viscéraux, et en particulier de ceux du foie et de la rate, mais à cause de la faible consistance de la substance nerveuse, on a, au lieu d'une sclérose, une dégénérescence granulo-graisseuse suivie de ramollissement.

Bien étudié dans la première moitié du siècle par Rostan, puis par Durand Fardel qui en donnait une description clinique très complète, on l'attribuait encore à l'encéphalite inflammatoire, lorsque Virchow démontra qu'il était dû à une *obstruction vasculaire par thrombose ou embolie artérielle*. Il y a cependant quelques exceptions, ce sont les cas de ramollissement à grande surface dans la thrombose des sinus, ou les ramollissements par encéphalite vraie, mais ils n'entrent pas dans la description clinique que nous donnons plus bas.

Étiologie et pathogénie. — L'infarctus cérébral peut se produire par *thrombose* ou par *embolie*, nous devons étudier successivement les conditions dans lesquelles peuvent se montrer l'une et l'autre de ces causes.

Thrombose. — Elle se produit dans les cas de diminution de calibre d'une artère cérébrale, soit par épaississement de la tunique interne de ce vaisseau, arrivant parfois même à l'oblitérer complètement, aussi sont-ce les affections qui produisent l'endartérite oblitérante qui sont ses principales causes : sénilité, alcoolisme, artério-sclérose des brightiques, goutteux et rhumatisants, et surtout, chez les sujets jeunes, la *syphilis* qui, dans la production d'artérites oblitérantes, semble avoir une prédilection pour les artères cérébrales qu'elle atteint fréquemment d'une façon symétrique, — en particulier les articulations sylviennes et leurs branches. — La thrombose peut aussi être due à une diminution de calibre par compression de la paroi externe du vaisseau, c'est ce qui se produit dans les cas de tumeurs et gommes cérébrales.

Embolie. — Elle est causée par l'arrivée dans une artère cérébrale d'un embolus dont l'origine se trouve, soit au niveau des capillaires pulmonaires, ce qui est rare, soit au niveau du cœur gauche, de l'origine de l'aorte et des carotides. Ce sont les affections du cœur gauche qui la causent de beaucoup le plus souvent, soit dans l'*endocar-*

dite aiguë, surtout lorsqu'elle est ulcéreuse ou végétante, soit dans les affections valvulaires, chroniques, en particulier la *maladie mitrale* et le *rétrécissement mitral pur*, soit plus rarement au cours d'une myocardite, par suite de formation mécanique de caillots, soit quelquefois dans les cas d'athérome aortique ou carotidien, par détachement d'une plaque. C'est le plus souvent dans la *carotide gauche* qu'est lancé l'embolus, à cause de la direction de cette artère par rapport à la crosse de l'aorte; de là il pénètre de préférence, pour la même raison, dans la carotide interne et la sylvienne, et s'arrête soit à son origine (grand ramollissement), soit au niveau d'une de ces branches, souvent au niveau d'une bifurcation. — Le territoire artériel sous-jacent se trouve brusquement privé de circulation, il y a nécrose aseptique des tissus, sauf dans les cas d'embolie microbienne, où il peut se former un abcès (*endocardite infectieuse*).

Anatomie pathologique. — Le ramollissement cérébral se montre principalement sur l'écorce cérébrale, tandis que l'hémorragie cérébrale est toujours profonde. Sa localisation dépend de la distribution artérielle, c'est ainsi que l'oblitération de l'artère sylvienne à son origine donne un infarctus atteignant toute la vallée sylvienne ainsi que les noyaux centraux sous-jacents; au contraire, si seulement une des branches est atteinte, c'est la localisation du langage articulé, des mouvements de la tête ou des membres qui peuvent être seuls intéressés (fig. 2).

L'infarctus cérébral passe par trois stades :

1° **Ramollissement rouge.** — Rarement constaté à l'autopsie, mais produit expérimentalement chez le chien, parce qu'il est dû au reflux du

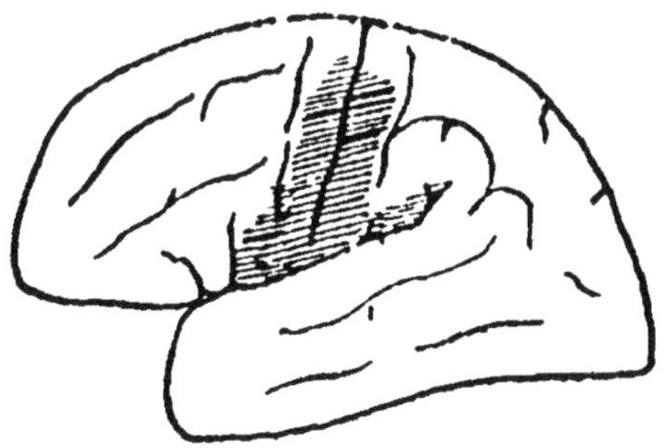

Fig. 2. — Ramollissement de la zone rolandique de l'hémisphère gauche.

sang par les veines au moment où vient de se faire l'oblitération artérielle, la région atteinte devient rouge foncé.

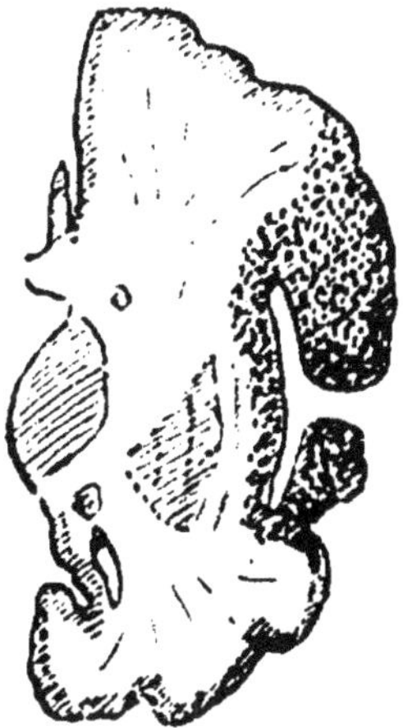

Fig. 3. — Coupe d'un hémisphère cérébral droit (frontale de Pitres). Ramollissement par thrombose de la sylvienne droite.

2° **Ramollissement jaune.** — Il succède bientôt au précédent, par suite de la dégénérescence granulo-graisseuse des éléments nerveux mélangée à l'hématoïdine du sang des petits vaisseaux.

3° **Ramollissement blanc.** — Dû à la décoloration progressive du tissu dégénéré (fig. 3).

4° **Cicatrice.** — Elle se produit par organisation de la paroi. La formation de tissus scléreux à la limite du mort et du vif produit un enkystement à paroi plus consistante, limitant une bouillie blanchâtre au milieu de laquelle le microscope décèle des cristaux d'hématoïdine et des gouttelettes graisseuses.

5° **Lésions secondaires.** — Elles résultent de la sclérose descendante des fibres dont le neurone se trouve dans la région dégénérée; c'est ainsi

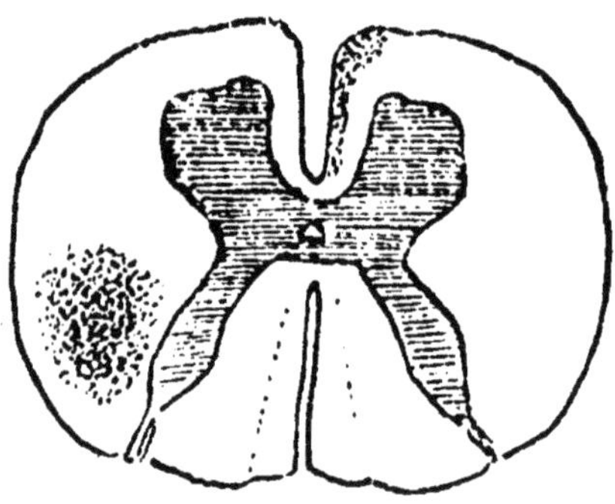

Fig. 4. — Ramollissement cérébral de la zone rolandique cérébrale droite. Dégénérescence du faisceau pyramidal direct et croisé.

qu'on observe, dans les cas de ramollissement de la zone motrice, la sclérose du faisceau pyramidal et du faisceau géniculé. Il en résulte naturellement une paralysie définitive (fig. 4).

Symptomes. — Le ramollissement cérébral peut dans certains cas rester absolument latent, lorsqu'il est unilatéral et siège sur une zone silencieuse du cerveau. Mais lorsqu'il siège sur une zone à fonction précise, en particulier sur la zone motrice, il se traduit par un ensemble caractéristique, d'ailleurs semblable, qu'il s'agisse de thrombose ou d'embolie. Quant aux symptômes, étant surtout topographiques, ils s'associent entre eux de façons très diverses.

1° **Période de Début**. — Il se fait presque toujours par *apoplexie*, perte de connaissance survenant brusquement, prenant le malade soit au repos, soit au milieu de ses occupations, parfois, lorsqu'il s'agit d'embolie, à l'occasion d'un mouvement.

L'attaque apoplectique n'a rien de caractéristique, quant à sa cause, c'est la perte de l'intelligence, de la sensibilité générale et spéciale, et de la motricité, avec intégrité à peu près absolue de la respiration et de la circulation, enfin avec paralysie constatable dès ce moment; c'est un tableau semblable à celui que nous avons donné pour l'hémorragie cérébrale. (Voy. p. 13.)

Dans d'autres cas, le début est *progressif*, plus particulièrement dans les cas de thrombose. Il s'annonce par des fourmillements, une sensation de lourdeur dans les membres qui vont être atteints. Cette sensation augmente progressivement, en même temps que se montre une difficulté progressive d'effectuer les mouvements, enfin, en

2 à 3 jours, la paralysie devient complète ; souvent on observe en même temps de l'embarras de la parole, et parfois même des troubles cérébraux.

2° **Période d'Etat.** — A cette période on peut observer des symptômes *moteurs* et *sensitifs*, des *troubles de la parole* et des *troubles psychiques*.

Symptômes moteurs. — Il y a, comme dans toutes les affections destructives de la couche corticale des hémisphères ou des fibres efférentes, des paralysies, d'abord flasques, puis suivies de contractures. Le plus souvent il y a *hémiplégie* complète ou incomplète, toujours homonyme. Elle est d'abord flaccide, mais la contracture ne tarde pas à apparaître. Au bout de 15 à 20 jours, on observe la réapparition, puis l'*exagération des réflexes tendineux*, ainsi que le *clonus du pied*. Bientôt la contracture permanente s'établit — avec ses *attitudes vicieuses*.

Le malade a la jambe immobilisée dans l'extension, ce qui le fait marcher en *fauchant;* quant au membre supérieur, il est soit en *extension*, c'est-à-dire accolé au corps, l'avant-bras étendu sur le bras, mais la main fléchie sur l'avant-bras et les doigts rétractés sur la paume, soit en *flexion*, c'est l'attitude seule de l'avant-bras qui diffère, il est fléchi, le coude restant accolé au corps. — Enfin la face est *déviée du côté atteint*, la tête s'inclinant sur l'épaule du même côté.

Si on essaie d'étendre les doigts, ils résistent, donnant la sensation toute particulière de ressort.

On peut observer dans certains cas des arthropathies, de l'atrophie musculaire, de l'hémichorée et de l'hémi-ataxie.

Dans certains cas, enfin, on peut voir apparaître tardivement l'épilepsie jacksonnienne, le kyste cicatriciel jouant le rôle de corps étranger excitant les zones avoisinantes.

Lorsqu'il y a seulement monoplégie, c'est presque toujours le membre supérieur qui est atteint; dans quelques cas, la face est atteinte en même temps que lui, à cause du territoire artériel commun à ces deux centres.

Symptômes sensitifs. — Beaucoup moins marqués que les symptômes moteurs, ils sont toujours transitoires et peuvent même manquer complètement.

L'*hémianesthésie* sensitivo-sensorielle a été notée dans quelques cas; il y aurait alors ramollissement des noyaux centraux intéressant la partie postérieure de la capsule interne où passent surtout les fibres sensitives.

L'*hémiparesthésie* existe au contraire presque toujours au début, mais il faut la chercher, et elle disparaît rapidement.

Suivant le siège enfin, on peut trouver des troubles sensoriels divers : hémiopie (lésion du cuneus), cécité verbale, surdité verbale (lésion de la 1re circonvolution temporale).

Troubles de la parole. Aphasie. — L'aphasie peut se montrer concomittamment avec l'hémiplégie droite ou avec la monoplégie brachiale droite, ou exister isolement ; elle est due à la lésion du pied de la 3me circonvolution frontale, ou circonvolution de Broca. L'aphasie peut être complète, motrice et sensorielle (c'est-à-dire avec agraphie, surdité verbale et cécité verbale) ou incomplète, un seul de ses éléments étant isolé, aphasie motrice, agraphie, etc., ou bien combiné, surdité verbale et aphasie, cécité verbale et agraphie, etc.

Troubles psychiques. — Ils peuvent être les seuls symptômes et s'observent principalement chez les vieillards, qui font de petits foyers de ramollissement multiples. Ils se traduisent d'abord par la perte de la mémoire, parfois ils vont jusqu'au délire tranquille ou même au délire agité, ils peuvent aboutir au gâtisme.

Formes cliniques. — Elles répondent à l'origine du ramollissement, ou bien à sa localisation.

1° **R. par embolie cardiaque.** — Il peut s'observer dans les endocardites aiguës (e. rhumatismale, e. infectieuse, mais on l'observe surtout dans les affections valvulaires chroniques du cœur gauche, principalement dans le rétrécissement mitral.

L'embolie se faisant presque toujours dans l'artère sylvienne gauche, le syndrome observé est presque toujours l'hémiplégie droite avec aphasie; elle survient brusquement, débutant par une attaque d'apoplexie suivie de paralysie flasque, mais la guérison peut parfois se faire presque intégralement, sans contracture permanente. Dans les cas d'aphasie, la rééducation du langage est possible.

2° **R. par thrombose syphilitique.** — Il est le plus souvent précédé de symptomes d'artérite syphilitique secondaire. Il y a de la céphalée plus ou moins intense, de la difficulté de la parole, puis survient soit brusquement soit progressivement une hémiplégie plus ou moins complète, suivie de contracture presque toujours incurable.

3° **R. des vieillards.** — Ou bien c'est l'apoplexie suivie d'hémiplégie, ou l'hémiplégie à début lent, ou bien des troubles psychiques déjà signalés, accompagnés de mélancolie, d'idées de persécution. — On peut observer aussi un affaiblissement général, et une démarche particulière, à petits pas, le menton en avant.

4° **R. avec syndrome pseudo-bulbaire.** — S'observe principalement chez les individus âgés. — Il y a paralysie faciale d'origine centrale bilatérale, paralysie des masticateurs, de la langue et du pharynx, simulant la paralysie labio-glosso-laryngée. — Elle est due à un ramollissement bilatéral du centre glosso-labié, la lésion unilatérale ne se traduisant pas, à cause des mouvements conjugués.

Marche. Terminaisons. Pronostic. — L'évolution est très variable. A côté de cas bénins, qui s'améliorent considérablement, il y a des cas graves, soit immédiatement, la mort survenant pendant l'apoplexie, par décubitus acutus, ou plus tardivement par infection — ou par une nouvelle attaque.

Dans tous les cas, le pronostic est sombre, la paralysie et l'aphasie mettant le malade dans l'impossibilité de mener une existence normale, et le plaçant en état d'infériorité vis-à-vis des infections, en particulier de la pneumonie et de la tuberculose pulmonaire, qui l'emportent souvent.

Diagnostic. — On peut avoir à le faire : à la

période apoplectique, à la période de paralysie flasque, à la période de contracture, ces trois stades se présentant dans le ramollissement suffisamment étendu dans le domaine de la sylvienne; au contraire dans les cas de ramollissements en petits foyers des vieillards, l'apparition des symptômes se faisant progressivement, le diagnostic ne s'imposera qu'à un moment donné.

1° **Ramollissement dans le domaine de la sylvienne.** — *A. Période d'apoplexie.* — Il faut la reconnaître et reconnaître si possible sa cause (voir : hémorragie cérébrale); la connaissance de l'état antérieur du malade, de ses antécédents pathologiques, a une grande importance.

B. Période paralytique. — Il faut diagnostiquer la cause de la paralysie, il faut commencer par faire le diagnostic topographique de la lésion, c'est en connaissant sa localisation qu'on pourra rechercher ensuite ses causes possibles; c'est ainsi que le syndrome *hémiplégie droite avec aphasie* permet d'affirmer d'une façon presque absolue le ramollissement cérébral (art. sylvienne gauche). Le diagnostic de ramollissement par embolie se fait avec certitude lorsqu'on trouve une affection aiguë ou chronique du cœur gauche.

Si le malade est à la période secondaire de la syphilis, et a présenté de la céphalée, on pensera à une thrombose.

La cause est plus difficile à déterminer chez un individu ayant dépassé l'âge moyen et présentant de l'artério-sclérose; s'agit-il de ramollissement ou d'hémorragie, le diagnostic est quelquefois impossible.

Les tumeurs cérébrales peuvent dans certains cas simuler le ramollissement, mais seulement temporairement, car on verra apparaître les phénomènes d'hypertension intra-crânienne (stase papillaire, céphalée, vomissements); il en est de même des abcès qui évoluent plus rapidement s'accompagnant souvent de fièvre.

C. Période de contracture.—Le ramollissement cérébral pourrait quelquefois être simulé par l'*hémiplégie hystérique*, mais il y a souvent anesthésie, rétrécissement du champ visuel et autres stigmates. M. Babinsky a donné récemment un certain nombre de signes différentiels. Si on chatouille la plante du pied paralysé, les orteils se fléchissent chez l'hystérique, s'étendent chez l'hémiplégique organique; si, le malade étant couché sur le dos, on lui dit de s'asseoir, le talon du côté malade s'élève au-dessus du sol pendant le mouvement chez l'organique, reste sur le sol chez l'hystérique (qui se comporte comme l'individu normal).

2° **Ramollissement en petits foyers des vieillards.** — Lorsque l'on constate des troubles moteurs variés, parésie et paralysie, marche à petits pas, faciès hébété, troubles psychiques, le diagnostic de ramollissement se fait avec quasi-certitude, encore ne faut-il pas confondre avec les troubles engendrés par l'urémie chronique du mal de Bright.

Le syndrome pseudo-bulbaire doit être distingué de la paralysie labio-glosso-laryngée et des affections analogues (voir *Aphasie*).

Pronostic. — Presque impossible à établir, étant donnée la variété des cas.

Au moment de l'attaque apoplectique, on devra

craindre l'issue fatale si on observe de l'hyperthermie, une escarre sacrée, ou des attaques convulsives.

A la période hémiplégique, la guérison n'a aucune tendance à se faire; cependant les malades peuvent dans quelques cas récupérer un certain nombre de mouvements.

Traitement. — A la période apoplectique, on devra essayer de la révulsion, comme dans l'hémorragie cérébrale. — Si on pense à la thrombose, on devra stimuler la circulation artérielle par la caféine, l'éther en injections hypodermiques; au contraire, si on croit à une embolie, on devra modérer le cœur par des calmants du muscle cardiaque.

Dans tous les cas de syphilis, on devra instituer le traitement spécifique. A la période hémiplégique, une bonne hygiène générale est de la plus haute importance pour éviter les affections intercurrentes — on devra également traiter la maladie qui est la cause du ramollissement pour éviter une récidive, enfin les massages, l'électrisation, permettront de faire récupérer au malade un certain nombre de mouvements.

III. — ENCÉPHALITES AIGUES NON SUPPURÉES

Formes cliniques. — L'encéphalite aiguë n'a plus l'importance qu'on lui attribuait autrefois dans le cadre nosologique. En dehors des abcès du cerveau, qui constituent l'encéphalite aiguë suppurée, on ne décrit plus sous le nom d'*encéphalite aiguë*, *non suppurée* qu'un certain nombre d'affections encore mal connues et mal classées.

1° **Encéphalite congénitale.** — On étudie sous ce nom des lésions étudiées par Wirchow chez des enfants âgés de quelques mois et présentant soit de la syphilis héréditaire, soit certaines fièvres éruptives.

Cliniquement, il y a presque toujours eu des convulsions et des vomissements, suivis de coma. A l'autopsie, on trouve des lésions congestives en foyers dans la substance blanche et la substance grise.

2° **Encéphalite aiguë des enfants.** — Ce sont les symptômes du début de la sclérose cérébrale infantile, nous les décrirons avec cette affection.

3° **Encéphalite aiguë hémorragique.** — Cette maladie étudiée par Strümpell se rencontre à la période moyenne de la vie, elle est d'ailleurs fort rare. (Strümpell en a étudié 8 cas.)

Symptomes. — Sans cause qu'on puisse discerner, elle débute brusquement par de la *céphalalgie* et des *vomissements*, sans qu'il y ait de fièvre, — bientôt s'établit le coma, souvent accompagné d'hémiplégie, — la mort survient en quelques jours, sans qu'on ait pu poser un diagnostic précis.

Anatomie pathologique. — On trouve dans le cerveau, principalement au niveau des noyaux centraux et disposés symétriquement, des foyers hémorragiques plus ou moins étendus. Au microscope on constate du gonflement des cellules névrogliques et quelquefois de la dégénérescence graisseuse des fibres nerveuses.

4° Poliencéphalite aiguë hémorragique. — ÉTIOLOGIE. — C'est une infection vasculaire des noyaux moteurs des premières paires cérébrales, absolument comparable à la poliomyélite aiguë. Elle se montre dans les mêmes conditions et principalement comme elle chez l'enfant.

SYMPTOMES. — Comme la paralysie infantile elle débute par des symptômes aigus, fièvre, nausées, vomissements, délire souvent accompagné de céphalée. Puis apparaît une ophtalmoplégie totale, qui reste définitive si la guérison se produit; mais la mort est très fréquente.

ANATOMIE PATHOLOGIQUE. — On trouve des foyers hémorragiques dans la substance grise sous-épendymaire des parois du troisième ventricule. Le microscope montre de la dégénérescence aiguë des cellules motrices des muscles de l'œil.

5° Encéphalite hyperplastique. — C'est une modification de la substance nerveuse qui se fait au contact de lésions diverses des enveloppes, périostite, méningite aiguë ou chronique. Elle se traduit par des symptômes d'excitation localisée qui rentrent dans le tableau de l'affection causale.

Au microscope, on constate de la dégénérescence des éléments nobles qui sont remplacés par de la sclérose névroglique plus ou moins dense.

IV. — ENCÉPHALITE SUPPURÉE. — AUCÈS DU CERVEAU.

Le mot d'*encéphalite suppurée* n'a plus de signification propre aujourd'hui grâce aux progrès de l'anatomie pathologique et de la chirurgie crânienne ; la classe des abcès du cerveau a absorbé tous les cas qu'on décrivait autrefois sous le nom d'encéphalite aiguë.

Étiologie. — Les abcès du cerveau ne sont jamais primitifs, du moins ils ne le sont jamais qu'en apparence, toujours il y a un point de départ de l'invasion microbienne, ne serait-ce qu'une simple éraillure des téguments.

1° *Traumatismes.* — Ils peuvent être causés par des *traumatismes directs:* plaies et corps étrangers du cerveau, fractures du crâne, simples plaies du cuir chevelu. — Dans certains cas, l'abcès peut être tardif, apparaissant seulement plusieurs mois, même plusieurs années après le traumatisme.

2° *Suppuration du voisinage.* — La cause de beaucoup la plus fréquente est l'otite moyenne suppurée, avec ses complications de mastoïdite et de thrombose des *sinus.*

Les suppurations des cavités orbitaires et nasales peuvent aussi être suivies d'abcès cérébraux.

3° *Suppurations éloignées.* — Abcès, endocardite, bronchite putride, pneumonie, gangrène pulmonaire, pleurésie purulente.

Anatomie pathologique. — L'abcès est le plus souvent unique, siégeant presque toujours entre les circonvolutions ou entre deux lobes, presque toujours au niveau du lobe moyen, à cause du rôle prédominant des complications auriculaires.

Son volume est variable : cerise, noix, pouvant même atteindre celui d'un œuf. Autour de l'abcès, la substance cérébrale est tassée, formant une sorte d'enkystement. Le contenu de l'abcès est un pus blanchâtre, formé en partie de pulpe cérébrale dégénérée. Ultérieurement, il peut y avoir calcification complète.

Dans nombre de cas, l'abcès du cerveau peut se compliquer de méningite généralisée ou de thrombose des sinus.

Symptomes. — Ils peuvent être presque nuls pendant un temps extrêmement long. — Le début se fait alors par des symptômes rappelant ceux des tumeurs cérébrales, la fièvre pouvant manquer complètement.

Il y a des symptômes d'hypertension intra-cérébrale, — céphalée, vomissements, constipation, stase papillaire, et des sympômes d'excitation localisée — attaques épileptiformes, névralgies, parfois paralysies localisées, troubles de la parole, de la vision et de l'audition. — Au bout d'un temps variable, la mort peut se faire brusquement, après un ictus apoplectique, ou bien la fièvre monte et le malade est emporté par une méningite généralisée.

Dans le cas particulier d'un abcès survenant comme complication d'une otite moyenne, les symptômes sont un peu différents. C'est d'abord l'oreille ou la mastoïde qui a attiré l'attention, mais la fièvre atteint 40 ou 41, en même temps que se montrent de la céphalée, des vomissements, des troubles de la vue, des phénomènes de méningisme et parfois des attaques épileptiformes.

Si on n'intervient pas rapidement, la mort survient en quelques jours dans le coma.

Pronostic. — Il est extrêmement grave, l'affection n'ayant aucune tendance spontanée à la guérison, — tout au plus peut-il y avoir enkystement, donnant alors lieu à des symptômes de tumeur cérébrale.

Diagnostic. — Dans nombre de cas, il est impossible, soit que l'abcès survienne au cours d'une maladie générale (endocardite, pyémie), soit qu'il reste absolument latent, la porte d'entrée étant de date ancienne.

Lorsqu'il y a eu otite, le diagnostic est facile, encore ne faut-il pas croire à un abcès alors qu'il n'y a que des phénomènes de méningisme accompagnant une mastoïdite.

Dans les cas à marche aiguë, le diagnostic sera à faire avec les *méningites aiguës*, la *méningite tuberculeuse*.

Dans les cas où l'évolution est lente, où il n'y a pas de fièvre, il est presque impossible de le distinguer d'une tumeur cérébrale, si on n'a pas de commémoratif ou de lésion suppurative causale; c'est à l'intervention chirurgicale qu'il faudra le demander.

Il faut naturellement ne pas confondre l'ictus apoplectique causé par un abcès, avec celui de l'hémorragie cérébrale ou de l'embolie.

Traitement. — Le traitement médical est impuissant. Seul le chirurgien, en trépanant et en allant ouvrir et laver le foyer purulent, pourra permettre la guérison, qui heureusement peut s'obtenir assez fréquemment dans les abcès consécutifs aux otites.

V. — ENCÉPHALITES CHRONIQUES ET SCLÉROSES CÉRÉBRALES ATROPHIQUES DE L'ENFANCE

On réunit sous ce nom un certain nombre d'affections dues à des altérations chroniques, primitives ou secondaires, de l'encéphale survenant pendant la période de l'enfance, et caractérisées par des symptomes de paralysie spasmodique (forme typique : hémiplégie spasmodique infantile) et parfois un arrêt du développement intellectuel.

Ces affections ont principalement été étudiées par Charcot, Strümpell, Turner et Cotard, Bourneville, Heine de Stuttgart, Bianchi, Pierre Marie, Brissaud.

Étiologie. — Peu connue encore, elle est loin d'être unique. — Toutes les lésions mécaniques ou inflammatoires peuvent être causes de ces scléroses atrophiques, l'hémorragie cérébrale, le ramollissement (le plus souvent d'origine hérédo-syphilitique), l'encéphalite aiguë, aussi bien chez le fœtus que dans les premières années de l'enfance, peuvent la provoquer. Dans les cas où il ne s'agit pas de *syphilis*, *l'alcoolisme* des parents, les *maladies infectieuses* semblent entrer largement en ligne de compte. — Enfin, dans certains cas, c'est la dystocie, ou l'accouchement prématuré, qui arrêtent la myélinisation de certains faisceaux.

Anatomie pathologique. — Les lésions peuvent consister soit en *ramollissement* de siège variable, plus ou moins étendu, avec atrophie de la région correspondante, soit en *hémorragie*, avec foyers enkystés, soit en *porencéphalie* caractérisée par des cavités disposées dans la substance cérébrale; ce peut être soit de la *porencéphalie vraie*, par arrêt de développement, soit de la pseudo-porencéphalie, due à des pertes de substances consécutives à une lésion quelconque (Bourneville et Sollier) (fig. 5).

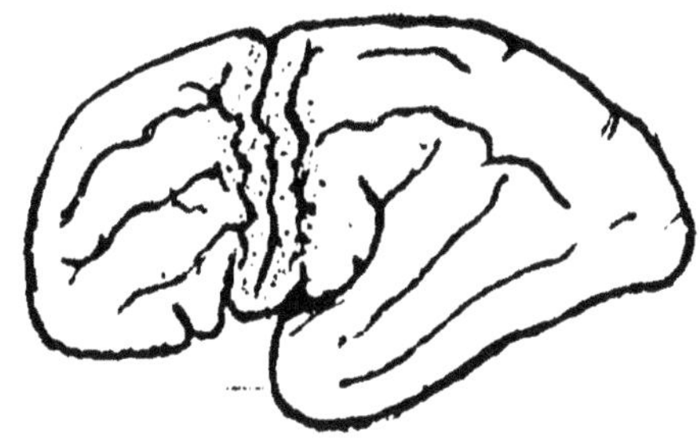

Fig. 5. — Sclérose cérébrale infantile, atrophie de toute la région rolandique.

On peut également observer de la *sclérose lobaire*, caractérisée par des indurations scléreuses avec atrophie d'un certain nombre de circonvolutions ou d'un lobe. Au microscope, on constate l'hyperplasie de la névroglie. L'affection serait consécutive à une infection d'origine vasculaire, et comparable en cela aux poliomyélites.

De ces lésions résultent la plupart du temps de l'atrophie du cerveau, de la dilatation des ventricules et de la dégénérescence secondaire des cordons.

Symptomes. — Dans un certain nombre de cas, il peut y avoir un début inflammatoire, avec fièvre, nausées, vomissements, agitation, convulsions, durant quelques jours ou quelques semaines. Puis apparaissent des troubles parétiques ou paralytiques plus ou moins localisés. Si l'enfant ne marche pas encore, l'attention des parents peut ne pas être attirée du côté des membres inférieurs avant le moment où on essaie de le faire marcher.

Puis surviennent, au bout d'un temps plus ou moins long, des troubles chroniques, que nous rangerons, avec M. Brissaud, en 7 catégories :

Hémiplégie spasmodique.
Hémiathétose.
Hémiplégie choréique.
Athétose double.
Chorée spasmodique.
Paraplégie spasmodique.
Idiotie.

1° **Hémiplégie spasmodique de l'enfance.** — Elle débute par l'apparition de crises épileptiformes prédominant du côté qui sera ultérieurement hémiplégié; puis, après une ou plusieurs attaques, apparaît l'hémiplégie flasque, la face étant toujours moins intéressée que les membres. Au bout d'une quinzaine de jours, apparaît la contracture — avec attitudes spéciales : l'avant-bras fléchi, les doigts tout à fait étendus sur la main, le membre inférieur dans l'extension avec pied en varus équin. — Au cours du développement, l'atrophie comparative des membres hémiplégiés s'accentue. Les troubles de la sensibilité manquent le plus souvent ; quant aux troubles intellectuels, ils peuvent exister (affaiblissement de l'intelligence.)

2° **Hémiathétose.** — Dans ce cas, il y a également début hémiplégique. — Mais les mouvements athétosiques remplacent la contracture. Il y a toujours exagération des réflexes, et un certain état spastique du membre inférieur.

3° **Hémiplégie choréique.** — Les mouvements sont plus rapides, incoordonnés, et intéressent les muscles de la racine du membre.

4° **Athétose double.** — Le début est analogue, mais par suite de la double lésion des faisceaux pyramidaux, tous les muscles des membres sont en état de demi-contracture, animés de mouvements lents, à grande amplitude, s'exagérant à l'occasion des mouvements volontaires.

5° **Chorée spasmodique.** — Cette affection est caractérisée par l'étendue et l'amplitude des mouvements, qui sont brusques et involontaires. La parole est souvent difficile (lorsque les muscles de la face sont pris). Enfin, il y a le plus souvent de l'affaiblissement marqué de l'intelligence.

6° **Paraplégie spasmodique.** — C'est la forme la plus fréquente de sclérose cérébrale infantile. — Dans la *maladie de Little* ou *tabes dorsal spasmodique*, il y a contracture permanente des muscles des membres inférieurs qui sont en extension, le pied en varus équin.

L'enfant apprend difficilement à marcher, il présente la démarche spasmodique.

Dans certains cas, la contracture peut s'étendre aux membres supérieurs, parfois même à certains muscles de la face.

Les troubles intellectuels manquent dans la plupart des cas, jamais ils ne sont marqués.

7° **Idiotie.** — Cette affection comprend tous les

troubles intellectuels qui peuvent se montrer par suite des encéphalopathies infantiles, elle est soit isolée, plus ou moins grave, soit associée à un des syndromes que nous venons de décrire.

Elle s'accuse dès qu'on essaie de faire l'éducation de l'enfant. On constate qu'il apprend difficilement à parler et n'a pas de mémoire; dans les cas plus marqués, l'éducation est absolument impossible — ce sont les formes complètes, où des malformations du crâne et du corps tout entier accompagnent une intelligence à peine existante.

Complications. — Ce sont d'une part les troubles nerveux qui peuvent se surajouter à ces différents symptômes, en particulier l'épilepsie, qui peut se montrer seulement au début de l'affection, ou au contraire présenter des attaques réapparaissant à des intervalles plus ou moins rapprochés.

Ce sont aussi toutes les affections intercurrentes qui peuvent apparaître chez ces infirmes, qui sont souvent des imbéciles.

Évolution. Pronostic. — Il est à peu près impossible d'étudier l'ensemble de l'évolution de ces affections. Le syndrome, une fois constitué, varie peu et on voit certains malades atteindre la vieillesse sans se modifier. — Mais leur infirmité les met le plus souvent dans l'impossibilité de gagner leur vie.

Diagnostic. — Le début aigu de l'affection peut d'abord faire croire à une des *pyrexies aiguës* de l'enfance. C'est surtout à la *méningite aiguë* et à la *méningite tuberculeuse* qu'on pourra penser; mais l'évolution ultérieure rectifiera le diagnostic.

L'apparition de paralysie flasque après un début

inflammatoire pourrait faire croire à de la *paralysie infantile*, mais dans ce cas il n'y a jamais apparition ultérieure de contracture.

A la période de contracture spasmodique, le diagnostic s'impose presque. *L'hystérie infantile* est rare, d'ailleurs elle ne donne que rarement des phénomènes spasmodiques ; au contraire les troubles de la sensibilité sont très accentués.

La *syphilis cérébrale* et les *tumeurs cérébrales* donnent lieu à des phénomènes de localisation en général plus marqués, le diagnostic est d'ailleurs toujours difficile.

En cas de *paraplégie spasmodique* existant isolément, il faudra, avant de prononcer le mot « d'encéphalopathie infantile », rechercher toutes les causes de compression ou de dégénérescence de la moelle pouvant donner cette paraplégie.

Lorsque l'affection est congénitale, on pourrait confondre avec les paralysies obstétricales, mais celles-ci sont toujours limitées à un certain nombre de muscles, à un groupe bien localisé. On devra d'ailleurs rechercher les commémoratifs de *dystocie*, avec ou sans application de forceps.

TRAITEMENT. — Il est malheureusement absolument impuissant; — seules, les déformations des membres pourront être plus ou moins corrigées par des interventions chirurgicales ou des appareils orthopédiques.

Contre les crises convulsives, le chloral et le bromure à haute dose donnent de bons résultats.

Quant aux troubles cérébraux, ils peuvent être plus ou moins palliés par une éducation bien comprise, c'est ainsi que M. Bourneville est arrivé à transformer des idiots en individus capables de gagner leur vie, de se rendre utiles, et même, jusqu'à un certain point, de se bien conduire.

VI. — PARALYSIE GÉNÉRALE
(Encéphalite chronique interstitielle diffuse)

Affection caractérisée par la destruction progressive des cellules de l'écorce cérébrale, accompagnée de sclérose, de dégénérescence, et d'adhérence aux méninges avec épaississement de celle-ci. Elle se traduit d'abord par des troubles cérébraux, puis par des troubles moteurs, en particulier le tremblement et l'embarras de la parole; elle aboutit enfin à l'impotence complète, au gâtisme et à la mort. — Les troubles intellectuels qui se présentent au début de cette affection l'ont longtemps fait confondre avec la folie, c'est Bayle (1825) qui l'isola le premier comme entité morbide; depuis, elle a été l'objet d'étude de tous les neurologistes, en ces dernières années, de MM. Joffroy, Raymond, Magnan, Alfred Fournier, Ball, Luys, Pierret, Gilbert Ballet, Klippel, etc.

Étiologie. — Cette affection frappe surtout les sujets d'âge moyen, et surtout les hommes, elle est beaucoup plus fréquente dans les professions intellectuelles que dans les professions manuelles.

La syphilis serait la cause dans tous les cas, pour M. Ballet; pour M. Fournier et d'autres auteurs, la syphilis serait la cause dans nombre de cas, mais l'alcoolisme et diverses intoxications, le saturnisme en particulier, pourraient la provoquer; il faut ajouter que, dans la théorie uniciste, il s'agirait, dans ces derniers cas, de pseudo-paralysie générale.

Anatomie pathologique. — A l'ouverture de la boîte crânienne, on constate souvent l'adhérence de la *dure-mère* au crâne et son épaississement avec productions calcaires. L'arachnoïde et la pie-mère sont épaissies, blanchâtres et opaques, parcourues par des vaisseaux adhérents à la partie la plus saillante des circonvolutions. — Les hémisphères cérébraux présentent des lésions beaucoup plus appréciables au microscope qu'à l'œil nu, cependant on peut constater à l'autopsie des déchirures de la *couche corticale* qui s'est laissé arracher avec les méninges, surtout au niveau du sommet des circonvolutions, et en particulier sur le lobe frontal et le lobe pariétal. — Les circonvolutions sont d'ailleurs diminuées, et l'épaisseur de la couche grise amoindrie. — La *substance blanche* est plus dense et comme sclérosée, enfin les *vaisseaux* présentent de la prolifération de leurs parois, ou bien de la dégénérescence colloïde de celles-ci.

Au microscope, on peut étudier les lésions de la couche grise, qui sont les principales, sur des coupes traitées par la méthode de Weigert-Pall. On constate l'atrophie des cellules pyramidales, dont le protoplasme est dégénéré, fragmenté ; leur nombre est d'ailleurs diminué, celles-ci étant remplacées par des cellules névrogliques (fig. 6). Ce qui frappe aussi, c'est l'atrophie des ramifications de toutes les cellules de la couche corticale, aussi bien des cellules pyramidales que des grains, il y a donc disparition presque complète et des prolongements moussus, et des fibres collatérales qui constituent les réseaux superficiels de l'écorce. Il y a également dégénérescence des fibres de la substance

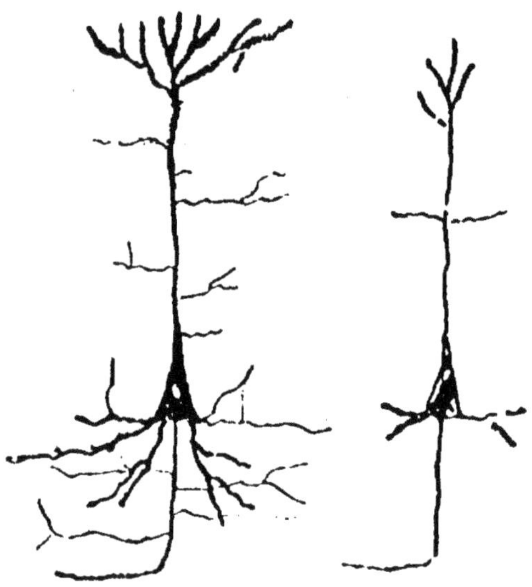

Fig. 6. — Schéma d'une cellule pyramidale normale et d'une cellule dans la paralysie générale.

blanche, ce qui explique que, dans la moelle, on trouve une sclérose partielle des cordons. — Il peut en résulter l'atrophie des cellules des cornes antérieures. — Sur les nerfs périphériques, on a trouvé des lésions de névrite, enfin on a noté aussi des lésions du grand sympathique. Ajoutons que, dans nombre de cas, on trouve concomittamment des lésions nettement syphilitiques (gommes, méningite, artérites), c'est la paralysie générale associée (fig. 7).

SYMPTÔMES. — 1° **Période de début.** — Les

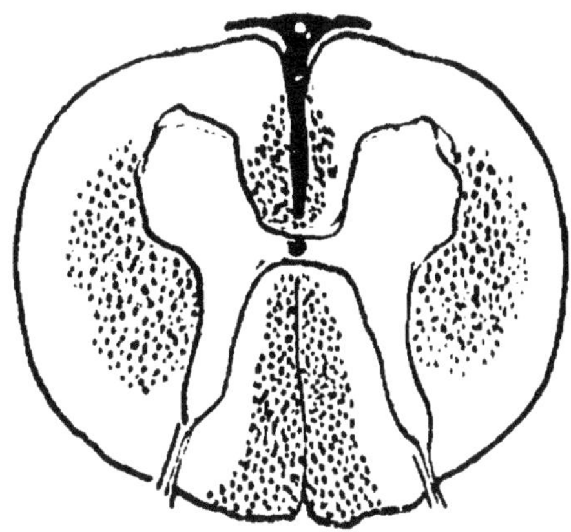

Fig. 7. — Lésions de la moelle dans un cas de paralysie générale.

phénomènes initiaux apparaissent d'une façon tout à fait insidieuse.

Ce sont d'abord des troubles cérébraux, soit dépression mélancolique, soit exubérance et véritable surexcitation de l'intelligence. Souvent on observe des troubles de l'affectivité, tendresse excessive ou au contraire antipathie inexplicable pour certaines personnes, puis, au bout d'un certain temps, les troubles intellectuels deviennent plus flagrants, c'est alors soit de la dépression mélancolique avec pleurs, idées de ruine, de culpabilité; ou mégalomanie : le malade est persuadé qu'il a une fortune immense, qu'il est l'homme le plus beau, le plus parfait; certains malades enfin commettent des actes contrastant absolument avec leur caractère antérieur, ils se livrent à tous les excès, ils commettent des actes obscènes ou illégaux et peuvent être conduits en justice (période médico-légale), enfin il y a toujours un affaiblissement marqué de la mémoire, le malade oublie ses occupations, oublie l'heure, se trompe de rue, de numéro dans une course, il brosse son chapeau à rebrousse poil, met ses vêtements à l'envers ou sort à demi-habillé. Dès cette époque, on peut observer un certain nombre de signes physiques et fonctionnels.

L'embarras de la parole peut frapper dès le début, on peut observer également du *tremblement* très appréciable des mains (8 à 10 oscillations par seconde); à la langue, c'est le mouvement de trombone et des mouvements vermiculaires. On peut observer aussi des *névralgies*, des douleurs de tête simulant la migraine, des paralysies des nerfs crâniens plus ou moins limitées, plus ou moins fugaces, peuvent se montrer, en particulier les paralysies oculaires de la musculature extrinsèque (ptosis, strabisme, diplopie) et de la musculature intrinsèque (myosis, mydriase, inégalité pupillaire, diminution ou abolition des réflexes à la lumière et à la distance, — quelquefois sous forme du signe d'Argyll-Robertson, comme dans le tabès).

Enfin les malades peuvent présenter des *attaques épileptiformes* ou *apoplectiformes*, qui constituent parfois le premier symptôme assez grave pour faire appeler le médecin.

2e **Période d'état.** — Elle s'établit progressivement ; au bout d'un temps plus ou moins long, le tableau symptomatique est au complet.

Les *troubles mentaux* sont caractérisés soit par de l'excitation, soit par de la dépression.

L'*excitation* se traduit par un délire expansif, avec idées mégalomaniaques ou ambitieuses. Le malade se croit très riche, très puissant, il est ministre, roi, président de la République, pape, Dieu.

La *dépression* se traduit par des idées de ruine, de maladie, de culpabilité, le malade présente quelquefois des idées de négation très étendues; dans certains cas, il se croit mort ou bien il croit n'avoir plus de mains, plus de tête, plus de corps. — Ces manifestations sont plus ou moins durables, souvent intermittentes, et peuvent se remplacer l'une l'autre.

Les *troubles moteurs* se caractérisent par la diminution de la force musculaire, par du défaut de coordination et de précision des mouvements, gênant les malades et les rendant inaptes aux ouvrages manuels délicats, enfin les tremblements des lèvres, de la langue sont très marqués, cette dernière présentant le plus souvent, comme nous l'avons dit, lorsqu'elle est tirée hors de la bouche, des mouvements de retrait spasmodiques qui ont reçu le nom de *mouvements de trombone*. — On y observe aussi des secousses fibrillaires, des mouvements vermiculaires.

Les *troubles de la phonation* résultent du tremblement des lèvres et de la langue, et du mauvais état des fonctions cérébrales, — le malade bredouille et cependant sa parole est ralentie, il semble chercher ses mots, traînant sur certaines syllabes, répétant certaines autres, enfin accrochant certains mots, n'arrivant pas à répéter correctement plusieurs fois de suite les mots un peu compliqués qu'on lui fait répéter. — Ces troubles de la parole sont toujours accompagnés de *troubles de l'écriture*, celle-ci est tremblée, dansant sur les lignes, dans les mots certaines lettres manquent ou sont répétées deux fois, ceci indiquant le défaut de l'attention et de la mémoire.

Enfin, les paralysies oculaires persistent, tandis qu'apparaissent parfois d'autres paralysies des nerfs crâniens ou des membres, quelquefois des contractures localisées ou de l'atrophie musculaire.

Les *troubles de la sensibilité* se traduisent par une diminution de la sensibilité générale et spéciale, celle-ci est obtuse, comme amoindrie, mais non abolie, ce qui s'explique peut-être par l'affaiblissement de la faculté de perception.

Souvent il y a des troubles génésiques, en particulier de la frigidité, qui peut contraster avec l'éréthisme et le véritable priapisme qui apparaissent parfois au début de la maladie, avec les autres phénomènes d'excitation.

Marche, durée, terminaisons. — A la période d'excitation ou de dépression cérébrale, succède au bout d'un certain temps, qui peut varier de quelques mois à plusieurs années, un véritable état de démence, aboutissant enfin au gâtisme, avec incontinence des urines et des matières ; à cause de la faiblesse musculaire et de la déchéance de la volonté, le malade devenu *grabataire* succombe le plus souvent à une affection pulmonaire aiguë ou à la tuberculose.

La *durée* de l'affection est très variable, elle peut être seulement de quelques mois dans les *formes aiguës*, elle peut au contraire se prolonger des années (5 et même 10); elle est en général de deux à trois ans.

Complications. — Il est difficile de les étudier d'ensemble, à cause de la diversité des formes de la paralysie générale.

Au début, on peut voir survenir des ictus apoplectiques simulant absolument l'hémorragie cérébrale; c'est dans ces cas que l'on a parfois observé les hémorragies punctiformes.

A la période d'état, les *accès de délire*, survenant subitement, peuvent également être considérés comme une complication.

Enfin à la *période terminale*, on peut observer des troubles trophiques multiples : *cachexie*, *escarres*, *eczéma sec*, etc., ainsi qu'une affection bizarre, l'*othématome* ou tumeur sanguine de l'oreille, siégeant le plus souvent au niveau du lobule.

Pronostic. — Il est absolument fatal; la guérison n'ayant jamais été observée jusqu'ici; — seule, l'échéance peut varier, encore n'est-elle pas facile à déterminer.

Diagnostic. — La paralysie générale est caractérisée par un ensemble symptomatique, qui, dans la plupart des cas, permet un diagnostic facile. En présence d'un malade à la parole hésitante, présentant du tremblement des mains, de l'affaiblissement musculaire, des tremblements de la langue, des troubles pupillaires, malade dont l'interrogatoire révèle un affaiblissement marqué de la mémoire et des troubles mentaux plus ou moins accentués, on pensera immédiatement à la Paralysie générale, mais lorsque la maladie est au début, le diagnostic est plus difficile, elle peut en effet être simulée par un certain nombre d'affections.

Les *troubles cérébraux*, lorsqu'ils revêtent la forme dépressive, accompagnés de diminution de la mémoire, de la volonté et de la force musculaire, peuvent faire confondre la *neurasthénie* avec la paralysie générale, mais le début de cette dernière est souvent pris pour de la neurasthénie.

Les *troubles intellectuels* du début sont parfois confondus avec la manie, la mélancolie ou le délire, mais le diagnostic s'affirme rapidement.

Les paralysies oculaires avec troubles pupillaires, ictus apoplectiformes, crises douloureuses viscérales peuvent faire croire à du *tabes*, d'autant plus que cette maladie y est parfois associée, ce qui s'explique par la commune origine syphilitique, mais l'erreur inverse est impossible.

Les *tremblements* hystérique, mercuriel, sénile, pourraient être confondus avec celui de la Paralysie générale, mais les symptômes concomitants et les commémoratifs permettent de faire le diagnostic.

Dans la *sclérose en plaques*, il y a à la fois tremblements et troubles de la parole, parfois même troubles cérébraux, mais le tremblement est intentionnel, la parole est scandée, explosive, il n'y a jamais de manifestations délirantes proprement dites.

Le *délire alcoolique* est accompagné de tremblement, mais il apparaît brusquement et cesse de même, les hallucinations terrifiantes sont presque caractéristiques, il suffit d'ailleurs de se renseigner sur les antécédents alcooliques du malade.

Le *ramollissement cérébral en petits foyers*

des vieillards, malgré la déchéance cérébrale, la perte de la mémoire, le gâtisme plus ou moins marqué, l'affaiblissement musculaire, ne peut guère faire penser à la paralysie générale, à cause de l'âge.

Dans certains cas enfin, les tumeurs cérébrales se présentant chez un sujet d'âge moyen, ayant eu la syphilis, peuvent simuler pendant un certain temps la paralysie générale.

Le diagnostic est plus difficile dans les cas de *pseudo-paralysies générales*.

La *syphilis cérébrale* peut donner un syndrome anologue à celui de la paralysie générale, lorsqu'il existe simultanément des tumeurs syphilitiques, des thromboses et des artérites, mais, dans ces cas, la syphilis est de date relativement récente, 3 à 5 ans, les symptômes sont beaucoup plus des symptômes de tumeur cérébrale et de localisation, on peut observer des paralysies complètes et durables, la marche ne serait pas progressive, on pourrait même obtenir la guérison par le traitement.

La *pseudo-paralysie générale alcoolique* relève également d'une sclérose généralisée de l'écorce, mais due à l'alcool. Dans ces cas, en dehors des symptômes caractéristiques de l'intoxication alcoolique (zoopsie, hallucinations), il n'y a que rarement du délire expansif. On peut observer du tremblement et de l'abrutissement ; quant aux troubles moteurs, ils relèvent le plus souvent des névrites périphériques, — l'affection est rarement progressive.

La *pseudo-paralysie générale saturnine* présente des symptômes analogues ; il faudra rechercher les commémoratifs d'intoxication saturnine.

Enfin *la pellagre* pourrait, dans certains cas, donner lieu à des symptômes analogues à la paralysie générale. Les commémoratifs, l'érythème, les troubles digestifs feront le diagnostic.

Traitement. — Jusqu'ici, aucun traitement curatif n'a été trouvé. Le traitement spécifique de la syphilis n'a donné aucun résultat.

On en sera réduit à un traitement symptomatique et à une bonne hygiène. Le malade évitera les fatigues, physiques et intellectuelles; on surveillera l'alimentation et le bon fonctionnement de l'intestin. En cas d'attaque apoplectique, on pourra faire de la révulsion aux mastoïdes ou aux membres inférieurs. Dans tous les cas, le malade devra être l'objet d'une surveillance constante; dans certains cas, même, l'internement sera nécessaire.

VII. — TUMEURS CÉRÉBRALES

On réunit sous le nom de *tumeurs cérébrales*, non seulement les véritables tumeurs néoplasiques, mais aussi toutes les néoformations pouvant comprimer les centres nerveux, qu'elles se développent aux dépens des enveloppes du cerveau ou de ses vaisseaux, qu'elles soient d'origine mécanique, infectieuse ou parasitaire.

Anatomie pathologique et nature. — Ces tumeurs peuvent se ranger dans trois catégories principales : néoplasmes, tumeurs d'origine parasitaire, tumeurs d'origine infectieuse

I. Néoplasmes. — Ils peuvent se développer soit aux dépens de la substance nerveuse proprement dite, soit aux dépens de ses enveloppes.

Les tumeurs d'origine proprement cérébrale sont :

1° Le *Gliome*, tumeur de nature névroglique, siégeant presque toujours dans la substance blanche, mais immédiatement au-dessous de l'écorce grise. Il se présente sous forme d'une tumeur molle, plus ou moins gélatineuse, de coloration gris rosé, toujours très vasculaire. Il est presque toujours unique.

2° Le *Cérébrome* constitué par un amas de cellules multipolaires, semblables à celles de la substance grise de l'encéphale. C'est une variété extrêmement rare.

3° Le *Neurogliome ganglionnaire* caractérisé par une hyperplasie de la substance corticale avec mélange de parties névrogliques.

4° Le *Sarcome*, qui prend son origine dans la dure-mère (Tissus mésenchymateux), siège le plus souvent à la base, il évolue rapidement. C'est une tumeur rougeâtre, arrondie, de consistance molle, il peut être globo-cellulaire ou fuso-cellulaire.

5° Les *Angiomes* et les *psammomes* sont très rares, ils ont la même constitution qu'ailleurs.

6° Le *Sarcome angiolithique* est une variété spéciale, qui se développe aux dépens des plexus choroïdes; il en est de même de certains *papillomes*.

7° Le *Carcinome*, toujours secondaire, se développe sur le trajet des vaisseaux.

II. Tumeurs d'origine parasitaire. — Il faut

citer principalement les tumeurs formées par les *cysticerques* et les *echinocoques*.

III. Tumeurs d'origine infectieuse. — Elles présentent plusieurs variétés :

1° La *tuberculose* peut donner lieu à la formation de véritables *tubercules cérébraux*. — Ce sont en général des tumeurs isolées, siégeant presque toujours sur le trajet des vaisseaux, de forme arrondie, de volume variable (un pois, une cerise); à la coupe, elles présentent une écorce enkystée et un contenu ramolli, caséeux ou calcifié.

2° La *syphilis* est une des causes les plus fréquentes des tumeurs cérébrales; elles siègent alors rarement dans le cerveau lui-même, le plus souvent il s'agit de gommes méningées, qui siègent surtout à la base et peuvent être uniques ou multiples.

3° Enfin certains *abcès du cerveau* peuvent, en s'enkystant et en se sclérosant, donner lieu à la production de véritables tumeurs cérébrales, dont le siège est très variable.

Étiologie. — Étant donnée la variété de nature des tumeurs cérébrales, on comprend qu'on ne puisse pas en faire une étude d'ensemble; d'ailleurs la cause reste le plus souvent introuvable. C'est l'examen de la lésion qui permet seul, la plupart du temps, de faire un diagnostic étiologique précis; seule, la syphilis peut être incriminée dans certains cas.

Tout ce qu'on peut dire, c'est que ces tumeurs sont plus fréquentes chez l'homme, et à l'âge moyen de la vie.

Symptômes. — Ils sont extrêmement variables; il est difficile, sinon impossible, de faire un tableau d'ensemble de l'évolution d'une tumeur cérébrale. Celle-ci peut être, quoique volumineuse, une trouvaille d'autopsie, si elle siégeait dans une région silencieuse; au contraire, même très petite, elle peut provoquer des troubles graves, si elle occupe le voisinage d'un centre fonctionnel important.

Ceci explique que le diagnostic de ces affections soit toujours extrêmement difficile; cependant on peut, dans nombre de cas, y arriver, en se basant sur l'étude des deux catégories de symptômes, ce sont :

1° Les *symptômes de compression*, qui sont à peu près constants.

2° Les *symptômes d'irritation du parenchyme cortical*, qui sont principalement des symptômes de localisation, très variables d'un sujet à l'autre.

I. Symptômes de compression. — *Céphalée.* — C'est le premier de tous les symptômes, aussi bien par son moment d'apparition que par son importance. Son siège est variable et souvent en rapport comme maximum avec la situation de la tumeur. Cette céphalée est gravitative et souvent paroxystique, elle est très tenace, elle persiste même pendant le sommeil du malade, comme le prouvent les gémissements qu'elle provoque même alors.

Convulsions. — Elles peuvent être le symptôme initial, mais le plus souvent elles succèdent à la céphalée. Ce sont le plus souvent des *crises épileptiformes*, généralisées ou localisées, parfois unilatérales.

Affaiblissement intellectuel. — Apparaissant

plus ou moins vite, il est caractérisé par de la somnolence, de l'hébétude, de la perte de la mémoire, parfois de la mélancolie ou de l'excitation, qui peuvent même faire croire à de la paralysie générale.

A la longue, on observe la *diminution de la force musculaire*, souvent du *gâtisme*, parfois aussi de la diminution des actes vitaux, du *ralentissement ou de l'irrégularité du pouls,* des *troubles respiratoires.*

Il faut signaler aussi un certain nombre de symptômes, moins constants, il est vrai, mais qui relèvent aussi de l'augmentation de tension intra-cérébrale. Ce sont :

Les *vomissements*, qui ont le caractère des vomissements cérébraux, ils sont faciles, non douloureux, ce sont de véritables régurgitations.

La *constipation,* qui accompagne souvent les vomissements; elle est rebelle à tous les purgatifs.

Les *vertiges*, qui sont fréquents; ce sont des étourdissements passagers, parfois avec perte momentanée de la mémoire, quelquefois on observe du vertige épileptique proprement dit.

La *stase papillaire,* due au ralentissement de la circulation rétinienne par suite de la tension intra-céphalique; elle est facilement constatable à l'ophtalmoscope.

Au début, on observe que la papille est congestionnée, elle perd ses contours, les artères sont amincies et les veines dilatées.

Plus tard, il y a *atrophie blanche* par suite du défaut de nutrition. Sa conséquence physiologique est l'*amaurose.*

II. Symptômes de localisation.— Nous avons déjà signalé la *céphalée localisée* en rapport avec le siège de la douleur. Souvent la percussion ou la compression de ce point maximum est douloureuse.

Les *convulsions partielles* se présentent sous forme d'une attaque d'épilepsie Jacksonienne, ou d'une attaque convulsive sans aura ni perte de connaissance, survenant brusquement, sans cause appréciable, localisée à un membre ou à un côté du corps, durant quelques minutes, après quoi tout rentre dans l'ordre.

Les *troubles intellectuels partiels* relèvent du siège de la tumeur au niveau de tel ou tel point d'une circonvolution. C'est ainsi qu'on peut observer : l'*aphasie motrice*, verbale ou graphique, l'*aphasie sensorielle* auditive ou visuelle, et même les *cécités psychiques partielles* avec les symptômes plus ou moins graves qui en découlent.

Le *vertige giratoire*, la *démarche ébrieuse*, indiquent que l'affection siège dans le voisinage du cervelet, — de même la *stase papillaire*, avec amblyopie ou amaurose, indique une lésion du nerf optique.

Parmi les symptômes de localisation motrice ou sensitive, il faut citer :

L'*hémiplégie* homonyme ou croisée.

Les *monoplégies*.

Les *paralysies bulbaires*.

Les *paralysies oculaires*.

Ces lésions sont plus ou moins complètes. Elles ont une grande importance au point de vue du diagnostic topographique.

Les troubles de la sensibilité ne sont jamais aussi accentués, on peut observer des troubles de la sensibilité générale, *anesthésie*, *paresthésie*, *hyperesthésie*, *dissociations diverses de la sensibilité*, *névralgies*, *modifications des sensibilités spéciales* (goût, odorat), mais elles ont toujours bien moins d'importance et sont plus variables.

Certains ensembles de symptômes permettent de distinguer approximativement une tumeur de telle ou telle région, comme nous le verrons à propos du diagnostic.

Évolution. — La marche de ces tumeurs est extrêmement variable, elle ne semble tenir essentiellement ni au volume, ni même à la nature de la tumeur, mais plutôt à son siège, suivant qu'il intéresse tel ou tel centre fonctionnel essentiel.

Le début de l'affection est très variable, il peut être *progressif*, avec céphalée et affaiblissement de l'intelligence, ou *subit* par une attaque apoplectique, ou enfin *rapide*, l'apparition de plusieurs symptômes graves se faisant en quelques jours.

La durée est très variable, de quelques mois à plusieurs années, la mort survient soit par affection intercurrente à la période de gâtisme, soit par une attaque apoplectique due à une hémorragie ou à une thrombose, soit enfin par des accidents bulbaires.

Pronostic. — Il est donc extrêmement grave et presque fatal; cependant la guérison peut être quelquefois obtenue par le traitement, lorsqu'il s'agit de syphilis. Les interventions chirurgicales, jusqu'ici le plus souvent malheureuses, ont cependant donné quelques succès dans les cas de tumeurs superficielles.

Diagnostic. — Le diagnostic d'une tumeur cérébrale est toujours hérissé de difficultés, étant donné qu'il repose sur tel ou tel syndrôme dont la cause peut être variable.

Cependant lorsqu'on trouve réunis les grands symptômes d'augmentation de la tension intra-cérébrale, accompagnés d'un ou plusieurs symptômes de localisation, on devra penser à une tumeur cérébrale.

Un certain nombre d'affections peuvent être confondues avec les tumeurs cérébrales, et réciproquement, ce sont :

La *paralysie générale*, mais elle présente comme signes particuliers l'embarras de la parole, le tremblement et les idées délirantes.

Les *pseudo-paralysies générales* relèvent du saturnisme ou de l'alcoolisme.

Les *scléroses cérébrales infantiles* ont leurs commémoratifs et l'absence de signes de tension intra-cérébrale (ni stase papillaire, ni vomissements, ni céphalée).

L'*hémorragie cérébrale* ou le *ramollissement* peuvent être suivis d'un enkystement qui se traduit par des symptômes d'irritation, semblables à ceux des tumeurs. Mais il y a les commémoratifs.

La *méningite aiguë* et la *méningite tuberculeuse* se reconnaîtront facilement par leur évolution aiguë fébrile ; il en est de même de l'encéphalite aiguë.

Mais il est un cas plus difficile, — c'est celui

des *abcès du cerveau* qui peuvent dans certains cas évoluer sans fièvre — la recherche d'une suppuration éloignée (abcès viscéraux) ou proche (otite, plaie du cuir chevelu) permettront seuls le diagnostic.

La *syphilis cérébrale* est difficile à distinguer attendu que, dans certains cas, elle ne donne que des symptômes de tumeur. — Ce sont les commémoratifs et le traitement pierre de touche qui éclaireront le médecin.

Le diagnostic du *siège* de la lésion se fait par le syndrome qu'elle provoque.

Dans la *région frontale inférieure*, on aura, en plus des phénomènes de compression, la précocité des symptômes visuels, souvent unilatéraux, des paralysies oculaires et des troubles de l'odorat.

Dans la *région basilaire*, ce sont également les symptômes oculaires qui débutent, — parfois il y a hémiplégie avec syndrôme de Weber — indiquant le siège dans le voisinage d'un des pédoncules. Il peut y avoir également, suivant le siège des névralgies de la Ve paire, des troubles de la déglutition et de la phonation, de la surdité, des vomissements.

Dans la *région frontale antéro-supérieure*, ce sont surtout des troubles intellectuels, accompagnés de troubles du langage articulé et de l'écriture. — On peut observer également des troubles paralytiques et spasmodiques de la nuque et du tronc.

Dans la *région rolandique*, c'est l'épilepsie jacksonienne qui constitue le principal symptôme. — Sa prédominance sur le membre inférieur, supérieur, ou sur la face, permettra encore de préciser le siège. Elle peut être suivie de paralysie des mêmes régions.

Dans la *région temporale*, on observe de la surdité verbale, quelquefois de la paraphasie.

Dans la *région pariéto-occipitale*, il y a de l'hémiopie, et si la lésion siège à gauche, de la cécité verbale pure.

Au niveau du *centre ovale et des noyaux centraux*, il y a les grands symptômes de tumeur et parfois certains troubles psychiques.

Lorsque le *cervelet* est intéressé, il y a des troubles de l'équilibre, démarche ébrieuse, latéropulsion, vertige giratoire — parfois également des troubles de la vue.

Le diagnostic du siège étant fait, il faut encore reconnaître si la lésion est corticale ou sub-corticale. — Dans les *lésions corticales*, il y aurait surtout des attaques d'épilepsie jacksonienne, suivies de paralysie, la température serait plus élevée au siège de la tumeur (Séguin).

Dans les *lésions subcorticales*, il y aurait des paralysies, souvent des convulsions toniques, — peu de céphalalgie, pas de sensibilité spéciale à la pression, la température locale serait normale. — Le diagnostic de la nature ne peut guère se faire, du vivant, que pour la syphilis.

Traitement. — Si on soupçonne la syphilis, on instituera le traitement spécifique qui peut parfois donner de bons résultats.

En dehors de ce cas, le traitement médical sera seulement palliatif et symptomatique, bonne hygiène, repos, et, contre les phénomènes d'excitation corticale : bromure, chloral ; contre les phénomènes douloureux : morphine.

Le traitement chirurgical doit être tenté, si on croit à une lésion superficielle. — La trépanation ou l'hémicraniectomie peuvent permettre d'enlever complètement la tumeur. Mais jusqu'ici les résultats ont été peu encourageants.

VIII. — SYPHILIS CÉRÉBRALE

La syphilis ne produit pas sur l'encéphale de lésions spécifiques, elle s'y manifeste soit par des lésions vasculaires, soit par des lésions néoplasiques ou dégénératives dont nous avons étudié l'anatomie pathologique et les symptômes à propos de diverses affections dont nous signalions la fréquence de la nature syphilitique.

Étiologie. — La syphilis peut donner lieu à des manifestations encéphaliques à la période secondaire, à la période tertiaire et même extrêmement tardivement. La prédisposition aux manifestations encéphaliques est produite par la neurasthénie, le surmenage cérébral et l'alcoolisme.

Enfin, la syphilis héréditaire peut aussi se manifester sur l'encéphale pendant les premières années de la maladie.

Anatomie pathologique. — A la *période secondaire*, il y a de l'*artérite syphilitique;* celle-ci est plus ou moins intense et peut aboutir à l'oblitération suivie de thrombose. Il faut noter la prédominance des lésions sur l'hexagone de Willis et la sylvienne. Les lésions sont la plupart du temps symétriques.

Il peut aussi se produire une *méningite diffuse*, due à l'infiltration embryonnaire de la pie-mère.

A la *période tertiaire*, on rencontre, au lieu de la *méningite scléreuse en plaque*, parfois des *gommes des méninges* ou de la méningite gommeuse diffuse. On peut trouver aussi de l'*encéphalite gommeuse*, caractérisée par des tumeurs gommeuses multiples siégeant dans la substance nerveuse même, et de l'*encéphalite scléreuse*, avec ou sans méningite.

Les lésions de la paralysie générale sont presque toujours, sinon toujours, de nature syphilitique (voir p. 47).

Les lésions cérébrales de la *syphilis héréditaire* consistent également en méningite scléreuse ou gommeuse. Certains cas de sclérose cérébrale infantile et d'hydrocéphalie seraient également des manifestations de la syphilis héréditaire.

Symptômes. — Nous avons décrit la symptomatologie de ces diverses lésions que peut produire la syphilis, nous n'avons donc qu'à les énumérer rapidement.

A la *période secondaire*, *l'artérite syphilitique* se traduit d'abord par de la *céphalée*, surtout nocturne, souvent tenace, atroce, qui est presque un symptôme constant de la période secondaire. Si les lésions se prononcent, il peut y avoir, par suite d'une thrombose, un ramollissement cérébral. Le type hémiplégie droite avec aphasie est assez fréquent.

On peut également constater des troubles temporaires relevant de la congestion et de l'anémie cérébrale.

A la *période tertiaire*, ces manifestations sont variables. Ou bien ce sont des signes de *tumeur cérébrale*, ou bien des signes de *méningite diffuse*, de *méningite chronique* de la base, enfin des signes d'*encéphalite chronique* qui constituent la pseudo-paralysie générale de Fournier.

Évolution. Pronostic. — L'artérite syphilitique peut évoluer plus ou moins sourdement. Elle peut céder au traitement, mais lorsqu'il s'est fait un ramollissement, les lésions sont définitives.

Les manifestations tertiaires sont plus ou moins graves en ceci qu'elles sont plus rebelles au traitement. — La mort peut survenir dans nombre de cas, soit qu'il y ait méningite diffuse, soit qu'une tumeur syphilitique se soit développée dans une région vitale.

Diagnostic. — Il faut d'abord diagnostiquer une lésion cérébrale et son siège; c'est ensuite la recherche des commémoratifs, la présence d'autres manifestations syphilitiques qui permettront de supposer la nature spécifique de ces lésions et d'en instituer le traitement.

Traitement. — Il doit toujours être énergique pour agir rapidement. En présence des manifestations cérébrales de la syphilis, on instituera immédiatement les frictions mercurielles et la médication iodurée.

Les injections sous-cutanées ou même intra-veineuses de solutions de sels de mercure peuvent également donner de très bons résultats, à cause de leur action rapide.

Si on obtient de bons résultats, on devra longtemps continuer le traitement afin d'éviter les récidives.

IX. — HYDROCÉPHALIE

On entend sous le nom d'hydrocéphalie la formation d'un épanchement de liquide transparent soit dans les ventricules, par augmentation de la quantité du liquide ventriculaire normal, soit entre les méninges, dans la cavité arachnoïdienne, soit même entre les os du crâne et les méninges.

Cette affection, qui indique une réaction de ces membranes à une altération pathologique, peut se montrer soit d'une façon aiguë, soit d'une façon chronique, consécutivement à une infection patente ou latente, ou à une cause d'irritation permanente.

Hydrocéphalie aiguë. — Elle peut être causée par une poussée plus ou moins grave d'encéphalite ou de méningite, par de l'œdème albuminurique; elle peut aussi être primitive, essentielle, d'après certains auteurs, tandis que d'autres (d'Espine et Picot, Vogel) disent qu'elle a toujours, dans ces cas, un substratum tuberculeux.

Symptômes. — Le début se fait par des phénomènes généraux graves, fièvre élevée, agitation, troubles digestifs (vomissements), convulsions. Au bout de quelques heures ou de quelques jours, survient un coma presque toujours mortel. — Dans quelques cas, la maladie passe à l'état chronique.

Diagnostic. — Il n'est presque jamais fait. On

pense à une attaque d'éclampsie infantile ou à la méningite tuberculeuse. Seule, l'autopsie permet de constater un épanchement de liquide très abondant dans les lacs sous-arachnoïdiens et dans les cavités ventriculaires (60 à 120 grammes). On ne relève, dans nombre de cas, aucune altération des méninges.

TRAITEMENT. — Il est à peu près impuissant. Cependant la ponction lombaire pourra peut-être donner de bons résultats.

Hydrocéphalie chronique. — Elle est caractérisée par un développement anormal du volume de la tête.

ÉTIOLOGIE. — Les causes de l'hydrocéphalie sont héréditaires ou individuelles.

Héréditaires, ce sont l'alcoolisme, la syphilis, la tuberculose, les maladies diverses du système nerveux chez les parents. — C'est la syphilis qui produit principalement ces modifications de croissance du cerveau, soit par troubles dystrophiques, soit comme conséquence de lésions de syphilis héréditaire.

Individuelles, ce sont la gastro-entérite, le rachitisme, et la tuberculose, lorsqu'elle agit par l'intermédiaire d'une hydrocéphalie aiguë passant à l'état chronique.

ANATOMIE PATHOLOGIQUE. — Les os du crâne sont amincis, le liquide atteint plusieurs centaines de grammes, la substance cérébrale est amincie, les ventricules se trouvent distendus.

SYMPTOMES. — Ou bien l'affection est congénitale, et l'enfant vient au monde avec des malformations de l'encéphale qui amènent en général la mort au bout de quelques mois.

Lorsqu'elle n'apparaît qu'après la naissance, c'est en général au bout de quelques mois qu'elle débute, l'augmentation de la tête devient excessive, les os du crâne s'écartent les uns des autres, tandis que les fontanelles et les scissures restent larges et saillantes, l'enfant ne peut soutenir le poids de sa tête qui est trop lourde et tombe de côté.

Au bout d'un certain temps, se sont montrées des convulsions survenant par crises, puis des contractures leur succèdent, donnant lieu à des phénomènes spasmodiques qui peuvent rendre la marche presque impossible ; on peut noter aussi des troubles oculaires, strabisme par paralysie ou contracture, nystagmus. La sensibilité générale est affaiblie, l'ouïe est conservée, mais la vue est très mauvaise et peut quelquefois se perdre complètement — l'intelligence est toujours faible, souvent même il y a idiotie complète.

La marche de l'affection est progressive, elle aboutit au bout de quelques mois, un an au plus, à la mort, qui se fait au milieu d'une attaque de convulsions, ou dans un véritable coma. — Elle peut se produire aussi au cours d'une affection intercurrente. — On a signalé cependant quelques cas de guérison, et quelques cas où l'affection était restée stationnaire, ayant permis aux malades, malgré leurs déformations céphaliques, d'atteindre l'âge adulte.

Diagnostic. — En présence d'un enfant dont la tête est très volumineuse, il est facile. — La maladie ne pourrait être confondue qu'avec des déformations rachitiques. — L'examen des membres et les commémoratifs permettront d'éviter cette erreur. — Enfin il faut savoir que certains enfants absolument sains ont une très grosse tête.

Traitement. — Dans les hydrocéphalies aiguës, on devra agir comme dans toutes les pyrexies. — Dans les hydrocéphalies chroniques, on pourra essayer la compression de la tête d'une façon continue et donner en même temps le traitement mercuriel. — On a obtenu de cette façon quelques bons résultats.

Le traitement chirurgical n'a pas donné de bons résultats. — Mais on pourra, contre l'hypertension intra-céphalique, pratiquer la ponction lombaire de Quinke, de préférence à la ponction cérébrale, qui est dangereuse.

II. — MALADIES DU CERVELET

I. — TUMEURS DU CERVELET.

Nous en avons parlé à propos des tumeurs cérébrales (p. 56), nous n'aurons donc que quelques détails à ajouter concernant la localisation cérébelleuse.

Étiologie. — Elle dépend essentiellement de la cause; elle reste d'ailleurs presque toujours impossible à déterminer.

Anatomie pathologique. — Les tumeurs le plus souvent observées sont les tubercules, les néoplasmes (surtout les gliomes), les cancers secondaires, les tumeurs syphilitiques, les anévrysmes et les tumeurs parasitaires.

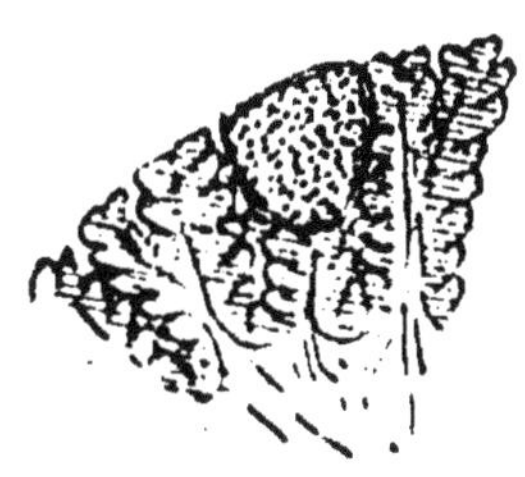

Fig. 8. — Tumeur du cervelet.

SYMPTÔMES. — La symptomatologie cérébelleuse est encore assez mal connue. — Souvent les tumeurs du cervelet peuvent rester absolument latentes et être une trouvaille d'autopsie; dans d'autres cas, au contraire, elles débutent soit par des symptômes de compression cérébrale, soit par des signes de localisation.

Les signes d'hypertension intra-cérébrale ont été étudiés à propos des tumeurs cérébrales, nous devons signaler seulement ici les signes de localisation cérébelleuse.

La *céphalalgie* à prédominance occipitale est presque constante dans ces cas; elle est quelquefois terrible, continue, arrachant des cris au malade, même pendant son sommeil, pouvant quelquefois l'amener au suicide.

Il y a aussi des *vertiges*, même au repos, mais devenant plus intenses à l'occasion des mouvements; *démarche titubante*, ébrieuse, qui serait caractéristique des lésions cérébelleu on peut observer aussi de la *latéropulsion* et des *mouvements giratoires*. Les *troubles de la vue* et de l'*ouïe* sont encore mal connus. Il peut y avoir aussi des troubles de la parole, qui est plus ou moins tremblante et scandée.

La mort est fatale au bout d'un temps plus ou

moins long — elle peut survenir dans le coma, par attaque apoplectique ou encore par attaque épileptiforme.

Diagnostic. — Il est toujours extrêmement difficile.

En présence de symptômes d'hypertension cérébrale, — si on voit apparaître la céphalée occipitale et la démarche ébrieuse, on devra penser à une tumeur du cervelet. Mais l'autopsie seule permet d'en reconnaître la nature.

Traitement. — En dehors de l'intervention chirurgicale, on devra se contenter d'une médication uniquement symptomatique. On pourra donner des calmants, et, contre la douleur, de la morphine.

II. — LÉSIONS EN FOYER DU CERVELET

Ces lésions peuvent être des hémorragies, des ramollissements ou des compressions.

Symptômes. — Elles présentent la même symptomatologie que les lésions des hémisphères. Début par apoplexie avec hémiplégie dans les cas d'hémorragie, de thrombose ou d'embolie, ce n'est qu'à la deuxième période que les phénomènes de titubation, de vertiges, troubles de la vue et de l'ouïe, peuvent attirer l'attention du côté du cervelet.

III. — MALADIES DU MÉSENCÉPHALE

I. — LÉSIONS EN FOYER DE LA PROTUBÉRANCE

Toutes ces lésions se traduisent surtout par des symptômes de localisation.

ANATOMIE PATHOLOGIQUE. — On peut observer des *hémorragies de la protubérance*, du *ramollissement*, ou enfin des compressions localisées — par une tumeur, une exostose, un anévrysme.

SYMPTÔMES. — L'hémorragie et le ramollissement débutent presque toujours par une attaque d'apoplexie. On observe alors les symptômes de l'*hémiplégie alterne* ou syndrome de Millard-Gubler.

Il y a paralysie des membres d'un côté, paralysie du facial du côté opposé, le facial supérieur étant pris également, comme dans les paralysies périphériques; il peut y avoir paralysie du moteur oculaire externe, du moteur oculaire commun et quelquefois de la branche motrice du trijumeau, ainsi que du grand hypoglosse, ce qui peut alors donner lieu à de l'anarthrie.

L'évolution ultérieure est très variable; dans certains cas, la mort est rapide. Si la survie a lieu, les signes d'hémiplégie alterne persistent avec contracture et phénomènes spasmodiques, ainsi que d'autres symptômes communs à toutes les lésions localisées de la protubérance. Ce sont ceux qu'on observe dans les cas de tumeur ou de compression : *vertiges, vomissements, céphalalgie, troubles oculaires,* quelquefois *albuminurie* et *glycosurie,* si le plancher du quatrième ventricule est intéressé.

Dans les cas de compression latérale, on observe également le syndrome de Millard-Gubler, parfois accompagné d'*hémianesthésie.* Si la tumeur est médiane, on peut observer de la parésie et de la paralysie des quatre membres, des troubles de la parole et de la déglutition, quelquefois des troubles vasomoteurs, cardiaques et respiratoires, qui peuvent déterminer la mort.

Diagnostic. — Il est à faire avec toutes les affections semblables des hémisphères et du cervelet ; il se fonde sur la constatation du syndrome de Millard-Gubler.

Pronostic. — Il est toujours fort grave.

L'hémorragie et le ramollissement peuvent être suivis de mort rapide, sinon une amélioration relative peut se faire. Quant aux tumeurs et compressions, elles ont presque toujours une marche progressive qui conduit à la mort.

Traitement. — Il est semblable à celui de l'hémorragie et du ramollissement cérébral, c'est-à-dire à peu près nul. — S'il s'agit d'une compression et qu'on puisse l'attribuer à la syphilis, on devra instituer le traitement spécifique qui peut amener la guérison. — Quant à l'intervention chirurgicale, elle est anatomiquement à peu près impossible.

II. — POLIENCÉPHALITE CHRONIQUE. PARALYSIE LABIO-GLOSSO-LARYNGÉE.

La paralysie labio-glosso-pharyngo-laryngée est une affection caractérisée par un syndrome formé de troubles de la prononciation et de la phonation, de la mastication et de la déglutition, dus à la paralysie des muscles des lèvres, de la langue, de la mâchoire, du pharynx et du larynx; relevant dans la plupart des cas d'une lésion des noyaux moteurs du bulbe.

Étiologie. — La cause la plus fréquente de cette affection est la poliencéphalite inférieure chronique, qui agit sur les noyaux du bulbe, exactement comme la poliomyélite agit sur les cellules des cornes antérieures de la moelle dans les cas d'atrophie musculaire progressive. — Elle se montre surtout chez l'homme, entre 40 et 60 ans. — Un certain nombre d'autres lésions peuvent également produire ce syndrome, ce sont : la *sclérose latérale amyotrophique*, le bulbe se prenant après les membres; la *myélite bulbaire aiguë*, qui évolue comme la paralysie infantile qu'elle accompagne quelquefois.

Anatomie pathologique. — La lésion caractéristique est l'altération des cellules des noyaux moteurs des dernières paires nerveuses crâniennes (masticateur, facial, glosso-pharyngien, grand hypoglosse). Les cellules subissent la dégénérescence granuleuse, puis disparaissent complètement et sont remplacées par de la névroglie.

Dans les myélites bulbaires aiguës, les lésions sont les mêmes que dans la paralysie infantile (fig. 9).

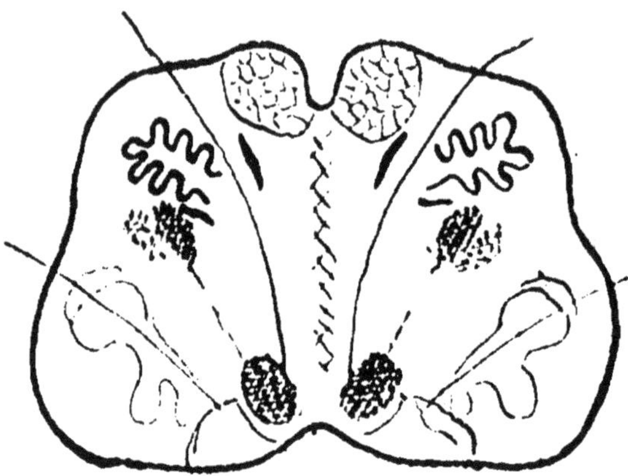

Fig. 9. — Paralysie labio-glosso-laryngée. Dégénérescence des noyaux du grand hypoglosse.

Symptômes. — Le début est toujours lent et insidieux, sauf dans les cas de myélite aiguë, qui, au contraire, est le plus souvent suivie de mort en quelques jours, si le pneumogastrique se prend. On n'observe d'abord que des troubles vagues de la mastication et de la déglutition, quelquefois de l'anesthésie de la bouche et du pharynx. — Puis les phénomènes paralytiques s'établissent peu à peu, débutant par la langue.

La *langue* est embarrassée, lente à se mouvoir ; aussi y a-t-il impossibilité pour le malade de la tirer hors de la bouche, de la porter vers la voûte palatine, de l'allonger en pointe ou de la creuser en gouttière. — Il en résulte des troubles de la *parole*, de la *mastication* et du *premier temps de la déglutition ;* le malade ne peut plus prononcer ni la voyelle *i* ni les dentales, *d t*, ni les sifflantes, ni l'*r*, ni l'*l*, le *g* et le *k*, — c'est qu'en effet s'ajoute la paralysie des lèvres, de la gorge et des joues.

A cause de la paralysie du buccinateur, les aliments tombent entre les arcades dentaires et la face interne des joues, aussi le malade va-t-il les retirer avec ses doigts et il renverse la tête en arrière pour les faire tomber dans le pharynx.

Les *lèvres* ne tardent pas à se prendre ; l'orbiculaire étant paralysé, elles restent entr'ouvertes, immobiles, la salive s'écoule par les commissures, le facies devient pleurard, le malade ne peut ni siffler, ni souffler une bougie. — S'il rit, les lèvres ne se rejoignent plus ensuite, il n'en finit pas de rire, il ne peut également plus prononcer ni l'*o*, ni l'*u*, ni les labiales.

Le *pharynx* et le *voile du palais* se prenant aussi, les troubles du deuxième temps de la déglutition se montrent sous forme de reflux des liquides par les fosses nasales. A l'examen, le voile pend inerte, insensible aux excitations.

La paralysie du *larynx* se traduit par la faiblesse et la monotonie de la voix. On peut constater au laryngoscope la paralysie des cordes vocales. La paralysie des abducteurs, plus rare, peut donner de la dyspnée et du tirage.

Les troubles vont ainsi en progressant, bientôt la langue reste complètement immobilisée, comme recroquevillée sur le plancher de la bouche. On peut y constater des contractions fibrillaires, quoique le goût et la sensibilité soient parfaitement conservés ; enfin les *massèters* et les *ptérygoïdiens* se prennent, la mâchoire reste tombante et le malade, incapable de parler, de mâcher et d'avaler, peut mourir de maladie intercurrente, de pneumonie de déglutition (à cause de la paralysie du larynx); dans d'autres cas, les noyaux du pneumogastrique et du spinal se prenant, il y a des *troubles de la respiration* et des *troubles cardiaques*, qui peuvent amener la mort par asphyxie ou par syncope.

La durée moyenne de la maladie est de deux à trois ans, elle peut n'être que de 6 mois ou au contraire se prolonger quatre à cinq ans.

Formes cliniques. — **1° Forme bulbaire totale.** — Dans ce cas, les noyaux supérieurs des nerfs crâniens se prennent également, il y a paralysie du facial supérieur, de la branche motrice du trijumeau et des nerfs moteurs de l'œil (ophtalmoplégie nucléaire progressive, partielle ou totale ; poliencéphalite supérieure chronique).

2° Forme bulbo-spinale. — A la paralysie labio-glosso-laryngée se joignent des symptômes d'atrophie musculaire progressive ; dans certains cas, il y a association de sclérose latérale amyotrophique.

Diagnostic. — 1° En présence de troubles de la phonation, de la déglutition et de la mastication, il faut d'abord distinguer le syndrôme *glosso-labié* des affections qui peuvent le simuler.

Angines. — Certaines *angines* peuvent produire du nasonnement et des troubles de la déglutition, mais un examen de la gorge et la constatation de la fièvre permettent de les reconnaître.

Paralysie du voile du palais. — Dans ce cas, ni la langue ni les lèvres ne sont prises, d'ailleurs il y a presque toujours eu antérieurement une angine diphtérique.

Myopathie progressive. — Dans la myopathie, qui est une maladie de l'adolescence, le facies est différent, le début se fait par l'orbiculaire des paupières, les muscles du front; puis la musculature du cou et de la ceinture scapulaire est atteinte.

Paralysie faciale double. — La langue et le larynx sont respectés, tandis que le facial supérieur est pris.

Aphasie. — Il est facile de distinguer la polioencéphalite chronique de l'anarthrie. Dans le 1er cas, le malade peut prononcer, mais ne trouve pas les mots; dans le second, il trouve les mots, mais ne peut les articuler.

2° Si l'on a reconnu le syndrôme glosso-labié, il faut pouvoir en trouver la cause; un certain nombre d'affections du bulbe peuvent en effet le donner en dehors de la polioencéphalite chronique et de la myélite bulbaire aiguë, ce sont :

Sclérose latérale amyotrophique. — Celle-ci débute par les membres et n'atteint que secondairement les nerfs crâniens.

Hémorragie ou Embolie bulbaire. — Le début est brusque, apoplectiforme, il y a presque toujours ensuite une hémiplégie alterne — ou plus rarement une paralysie des quatre membres.

Tumeurs ou Méningite gommeuse de la région bulbaire. — Le début est lent, progressif, ou il peut se faire par l'apparition du syndrome d'Avellis (compression du spinal, hémiplégie du voile, du pharynx et du larynx).

Sclérose en plaques. — Lorsque la protubérance

est intéressée, on peut observer le syndrome, mais il y a en même temps du tremblement, de la parole scandée, du nystagmus, etc.

Polynévrite. — Il y a en général d'autres névrites périphériques.

Enfin, le *syndrome glosso-labié* peut être d'origine cérébrale; il s'agit alors de paralysie pseudo-bulbaire due au ramollissement successif de deux centres corticaux moteurs de ces noyaux; le début est brusque, apoplectiforme et se fait seulement lorsque le deuxième côté est atteint, la suppléance des mouvements ayant pu jusque-là se faire. — Souvent il y a en même temps une hémiplégie, des troubles cérébraux et quelquefois la démarche à petits pas du ramollissement multiple.

PRONOSTIC. — La poliencéphalite inférieure chronique ne pardonne pas; — elle amène la mort, comme nous l'avons vu, en quelques années.

TRAITEMENT. — On doit essayer, pour retarder les progrès de l'affection, la révulsion sur la nuque (pointes de feu); l'électrisation peut également favoriser les contractions des muscles.

Enfin chaque symptôme nécessitera un traitement spécial. On diminuera la salivation avec de l'atropine; s'il y a dyspnée, on pourra être amené à pratiquer la trachéotomie; enfin, à cause des troubles de la déglutition, on nourrira le malade à la sonde.

IV. — MALADIES DU BULBE RACHIDIEN

I. — LÉSIONS EN FOYERS DU BULBE

Ces lésions peuvent consister en compressions par des déplacements vertébraux, des tumeurs, ou des productions hyperplasiques des enveloppes; elles peuvent également être le fait d'une *hémorragie ou d'un ramollissement localisés.*

Étiologie. — Les compressions du bulbe peuvent être brusques ou lentes. — Les compressions brusques se font par luxation de l'atlas ou de l'axis par traumatisme ou par mal de Pott sous-occipital.

Les compressions lentes relèvent du développement d'une tumeur, d'une pachyméningite tuberculeuse ou syphilitique, d'un anévrysme, etc.

On peut également observer des abcès du bulbe. L'*hémorragie* et l'*embolie* bulbaires relèvent des mêmes causes que les lésions semblables qui atteignent les hémisphères cérébraux.

Symptômes. — Dans les formes à début brusque, le mort peut être immédiate par suite des lésions des noyaux du pneumogastrique.

Dans les formes lentes, le début peut se faire par des troubles de la sensibilité, des douleurs dans le domaine du trijumeau. — Puis apparaissent tous les signes d'une paralysie labio-glosso-laryngée, hémiplégie alterne, et si les deux côtés sont intéressés, paralysie des quatre membres.

DIAGNOSTIC. — On reconnaîtra une lésion du bulbe, quel qu'en ait été le mode de début, par le caractère de l'hémiplégie et le syndrome glosso-labié.

Le diagnostic de l'hémorragie bulbaire ne se fait guère qu'à l'autopsie, car cette hémorragie tue immédiatement.

PRONOSTIC. — Il est extrêmement sévère. — Seules, les lésions syphilitiques peuvent rétrocéder par le traitement.

TRAITEMENT. — Il sera prophylactique dans les cas de mal de Pott sous-occipital ; — c'est le collier de plâtre ou de carton.

Dans les cas où on penserait à une tumeur syphilitique, on doit faire le traitement spécifique.

II. — MYÉLITE BULBAIRE AIGUË.

Cette affection, très rare, se comporte comme la poliomyélite antérieure aiguë.

ANATOMIE PATHOLOGIQUE. — On ne trouve jamais à l'autopsie de lésions marquées ; on trouve quelquefois des foyers hémorragiques, au niveau du plancher du 4e ventricule.

SYMPTÔMES. — Ce sont d'abord des phénomènes fébriles, avec douleur de la nuque, céphalalgie, vertiges ; puis apparaissent les troubles de la paralysie labio-glosso-laryngée et quelquefois des troubles de l'intelligence.

DIAGNOSTIC. — Il est fait grâce au syndrôme.

PRONOSTIC. — Il est fatal à brève échéance.

TRAITEMENT. — Il est absolument impuissant.

V. — SYNDROMES CÉRÉBRAUX

I. — CONGESTION CÉRÉBRALE

On comprend sous ce nom tous les états qui résultent de la réplétion exagérée des vaisseaux de l'encéphale. — C'est donc un symptôme, ou plutôt un complexus symptomatique, qui peut se rencontrer dans un grand nombre d'affections.

Étiologie. — Chez l'individu normal, la congestion cérébrale peut être produite par un travail cérébral exagéré, par un effort violent, par la déclivité de la tête par rapport au corps.

Les causes prédisposantes à la congestion pathologique sont l'âge adulte et le tempérament pléthorique; chez la femme, la période de la ménopause.

Ce sont également les excès de travail intellectuel, l'alcoolisme et diverses intoxications, certaines maladies infectieuses, l'insolation, le froid, le surmenage physique.

D'autre part, il peut y avoir congestion mécanique des vaisseaux du cerveau dans les affections pulmonaires, les compressions veineuses, les affections cérébrales (épilepsie, tumeurs).

Anatomie pathologique. — Les lésions n'existent pour ainsi dire pas dans nombre de cas (en particulier les congestions réflexes); au contraire, dans certaines lésions mécaniques (affections pulmonaires et cardiaques, compressions), on peut constater de la dilatation du sinus et des veines de l'encéphale, ainsi qu'une coloration rosée ou rouge de la substance grise.

Symptômes. — Malgré cette diversité de causes, ils sont à peu près les mêmes.

On distingue 3 catégories : les cas *aigus*, *subaigus* ou *chroniques*.

Forme aiguë. — Lorsqu'elle est *légère*, le sujet est pris à la suite d'une cause occasionnelle quelconque (tel le goutteux qui, au cours d'un accès, plonge ses mains ou ses pieds dans de l'eau froide), de céphalée avec troubles de la vue (obnubilation, photophobie), bourdonnements d'oreilles. Tous ces phénomènes persistent une ou deux heures, parfois plus, puis se dissipent progressivement ; il ne reste plus qu'une sensation de malaise, qui elle-même disparaîtra par le sommeil.

Lorsqu'elle est *grave*, le début se fait par un ictus apoplectique semblable à celui de l'hémorragie cérébrale ; mais au bout d'un temps variable (de quelques minutes à quelques heures), le malade revient à lui ; — il persiste parfois pendant quelques jours une hémi-parésie ou seulement une parésie des doigts, accompagnée quelquefois de difficulté de la parole.

On a cependant cité quelques cas mortels : ce sont ceux qui se voient surtout chez les alcooliques, du fait du coup de chaleur.

Forme subaiguë. — Le début est progressif, il y a des maux de tête, de la somnolence, de la paresse des fonctions intellectuelles et un abaissement notable des facultés, parfois de véritables troubles psychiques ; on peut observer aussi de la surdité, de la parésie généralisée avec diminution de la sensibilité, parfois des accès épileptiformes. Cette congestion subaiguë peut se dissiper, mais le plus souvent elle aboutit, après un temps variable, à la mort.

Forme chronique. — Ce sont ces phénomènes observés dans les maladies cardiaques et pulmonaires à tendance asystolique, dans le mal de Bright, qui la constituent. La céphalée, l'affaiblissement intellectuel en sont les principaux symptômes.

Congestion cérébrale de l'enfant. — Chez l'enfant, la congestion des centres qui se montre au début des pyrexies provoque des convulsions et peut faire croire à une méningite tuberculeuse.

Diagnostic. — S'il y a apoplexie, il faut trouver la cause de cette apoplexie, ce qui est le plus souvent impossible.

Plus tard, l'évolution permet de la distinguer des autres maladies à début apoplectique.

Il faut également rechercher la cause d'une attaque de congestion, et savoir dépister ce début d'une paralysie générale ou d'une sclérose en plaques.

Pronostic. — Il est plus ou moins grave suivant la cause.

Traitement. — En présence d'une attaque aiguë, on fera de la révulsion — (sinapisme, sangsues, etc.), mais il faut surtout traiter la cause.

Après l'attaque, l'électrisation aidera les membres à récupérer l'intégrité de leurs mouvements.

II. — ANÉMIE CÉRÉBRALE

Nous n'avons à nous occuper ici que de l'ischémie généralisée des centres encéphaliques, l'anémie partielle dépendant de l'oblitération d'un vaisseau et produisant le ramollissement cérébral.

Étiologie. — Cette affection s'observe dans tous les cas où la circulation cérébrale se trouve entravée, soit par diminution du calibre des vaisseaux (*compression*, *endartérite*), soit temporairement, par *spasme vasculaire ;* enfin elle peut être de cause générale.

L'anémie par *lésions vasculaires* s'observe dans les plaies ou sections des carotides, dans les hémorragies abondantes, dans l'athérome sénile infectieux (syphilis) ou toxique (alcool, etc.).

Par *spasme vasculaire*, on l'observe dans certaines intoxications (tabac, ergotine, belladone, plomb, etc.) et dans certaines maladies de l'enfance (gastro-entérite, athrepsie, etc.).

De *cause générale*, on l'observe dans les anémies diverses, la chlorose, et la convalescence de maladies graves.

Symptômes. — Ils sont assez semblables à ceux de la congestion, fait paradoxal au premier abord, mais qui s'explique en ce que les centres nerveux lésés réagissent toujours de la même façon.

Forme aiguë. — Il y a *céphalée*, *vertiges*, *troubles oculaires*, *bourdonnements d'oreilles*, souvent des *convulsions épileptiformes*, mais le pouls est petit, la face est pâle. Il peut parfois y avoir coma et mort.

Forme chronique. — Il y a également des *vertiges*, des *éblouissements* et des *obnubilations passagères*, parfois de *véritables syncopes*, il y a *torpeur intellectuelle* et *diminution de la force musculaire*.

Chez les vieillards athéromateux, il y a surtout de la diminution des forces physiques et intellectuelles, de la perte de la mémoire; tous ces symptômes préparent le plus souvent la formation d'un ramollissement.

Diagnostic. — Dans la forme aiguë, il est à faire avec la syncope d'origine cardiaque, avec la congestion cérébrale et avec les attaques d'épilepsie jacksonienne et d'épilepsie vraie. — Chez les enfants, il faut savoir reconnaître la cause des convulsions.

Pronostic. — Il dépend essentiellement de la cause; chez les vieillards athéromateux, il est très grave.

Traitement. — Dans le cas d'attaque aiguë, il faut éviter la syncope, coucher le malade par terre, et lui faire des injections sous-cutanées d'éther et de caféine.

Dans les formes chroniques, c'est le traitement de la cause qui seul pourra amener la disparition des symptômes.

III. — APOPLEXIE

On entend sous le nom d'*apoplexie* l'apparition brusque d'un état caractérisé par la perte du mouvement, de la sensibilité et de l'intelligence, avec intégrité relative des mouvements respiratoires et cardiaques. — Cette affection, confondue par Rochoux avec l'hémorragie cérébrale, peut être provoquée par elle, mais également par un grand nombre d'autres causes.

Étiologie. — Elle peut être produite par tous les troubles brusques de la circulation de l'encéphale : *hémorragie cérébrale*, *thrombose* ou *embolie cérébrale*, *hémorragie méningée*, *congestion cérébrale* et *anémie cérébrale*, ces dernières affections étant probablement la cause des ictus apoplectiformes de la paralysie générale, du tabes, de la sclérose en plaques, etc., et de certaines intoxications, telles que l'urémie.

Symptômes. — Quelquefois il y a une période prodromique, avec céphalée, lourdeur de tête, en même temps que fourmillements dans les membres ; mais le plus souvent l'*ictus* survient brusquement (parfois à l'occasion d'un effort, d'un mouvement, comme dans l'hémorragie cérébrale).

Le malade s'affaisse brusquement et l'on peut immédiatement constater l'état apoplectique. Le malade, couché sur le dos, reste dans cette position, en résolution musculaire complète, les traits immobiles, les joues soulevées par chaque expiration, parfois il y a déviation conjuguée de la tête et des yeux (voy. *Hémorragie cérébrale*) ; on peut de même, dans nombre de cas, constater l'hémiplégie.

Les réflexes sont abolis ; il y a anesthésie complète, la sensibilité spéciale semble également abolie. Enfin il y a paralysie des sphincters vésical et rectal, il y a également des troubles vaso-moteurs et trophiques, qui peuvent aboutir à la formation d'une escarre sacrée.

La respiration au contraire est respectée; le plus souvent elle est large, régulière, mais, dans certains cas, son rythme peut se modifier.

Le pouls est en général plein, tendu, régulier et non accéléré ; quant à la température, elle reste normale, quelquefois abaissée, quelquefois atteignant 40 degrés, lorsque se montrent les phénomènes de *decubitus acutus*, qui alors amènent la mort avec accélération du pouls et symptômes d'infection.

Au contraire, si l'apoplexie cesse, les symptômes disparaissent progressivement : le malade commence à suivre des yeux les personnes qui sont autour de lui, puis les mouvements reprennent, la sensibilité, le sentiment et la parole reviennent, mais celle-ci reste parfois embarrassée plusieurs heures ou plusieurs jours.

L'évolution ultérieure dépend essentiellement de l'affection causale.

Diagnostic. — Il est en général facile de distinguer ce syndrôme, à condition d'en analyser les différents éléments.

On devra faire le diagnostic avec la *syncope*, l'*asphyxie*, l'*ivresse*, le coma de diverses intoxications et infections. — L'*hystérie* peut également simuler l'apoplexie.

Il faudra, lorsqu'on aura reconnu l'apoplexie, essayer d'en trouver la cause. S'il y a hémiplégie, chez un sujet d'âge moyen, on pensera plutôt à l'*hémorragie cérébrale ;* chez un vieillard, un syphilitique, à la *thrombose;* chez un individu ayant une affection valvulaire du cœur, à l'*embolie.*

La connaissance de l'état antérieur permettra seule de pouvoir attribuer l'apoplexie soit à la sclérose en plaques, soit à une intoxication telle que l'urémie ou le saturnisme.

Pronostic. — Il dépend essentiellement de la cause, au point de vue de l'évolution ultérieure; quant au pronostic immédiat, l'apparition de fièvre, d'escarre indique le décubitus acutus mortel.

Traitement. — On pourra essayer de la révulsion (sinapismes, vésicatoires sur les jambes, sangsues à la mastoïde) ou faire une saignée. Mais ces tentatives n'ont en général que peu d'influence, le mieux est de placer le malade sur un lit et de le tenir proprement, en évitant qu'il ne prenne froid, jusqu'à la disparition de l'*état apoplectique.*

IV. — HÉMIPLÉGIE

On entend sous le nom d'*hémiplégie* la paralysie des membres d'un côté du corps, accompagnée ou non de paralysie de la face, du même côté ou du côté opposé.

Symptômes. — L'hémiplégie débute souvent par une attaque apoplectique, puis elle passe par un stade de paralysie flaccide, suivi, s'il y a eu dégénérescence du faisceau géniculé et du faisceau pyramidal, d'un troisième stade, qui est la contracture définitive.

Formes cliniques. — L'hémiplégie peut se présenter sous un certain nombre d'aspects cliniques.

Hémiplégie homonyme. — Elle est produite par un foyer *cortical* ou *sub-cortical* ou *capsulaire*.

Il y a paralysie de la face et des membres du même côté.

Hémiplégie avec syndrome de Weber. — Elle est produite par un foyer protubérantiel.

Il y a hémiplégie totale d'un côté, et paralysie du moteur oculaire commun du côté opposé.

Hémiplégie alterne ou *syndrome de Millard-Gubler*. — Elle est produite par les foyers protubérantiels.

Il y a paralysie des membres d'un côté, et paralysie de la face du côté opposé. — Souvent il y a en même temps de l'anarthrie.

Hémiplégie avec syndrome de Brown-Séquard. — Elle est produite par un foyer de la partie supérieure de la moelle.

Il y a hémiplégie des membres d'un côté, avec hémi-anesthésie du côté opposé.

Complications. — Les complications des hémiplégies sont l'*hémi-ataxie*, l'*hémi-chorée*, l'*hémi-athétose*; quelquefois l'*aphasie*, des *troubles trophiques*, tels que l'amyotrophie et les arthropathies, ainsi que des *troubles vaso-moteurs*, dont relève la sécheresse de la peau, le refroidissement des membres atteints, ainsi que la congestion pulmonaire du côté atteint. — Il peut également y avoir des *troubles intellectuels*, mais ceux-ci sont rares et inconstants.

Affections et lésions pouvant causer l'hémiplégie. — 1° *Lésions encéphalo-médullaires.* —

Les centres peuvent être intéressés en différents points, — substance corticale (zone rolandique), faisceaux fronto-pariétaux, capsule interne, pédoncules, protubérance. — Quant à la nature de l'affection, elle peut être quelconque et n'intervient nullement dans la symptomatologie de l'hémiplégie : hémorragie, ramollissement, tumeur, sclérose, traumatisme, plaque de méningite, etc.

2° *Altérations dynamiques.* — Hystérie simple ou symptomatique d'une intoxication saturnine, alcoolique, mercurielle ou infectieuse.

Hémiplégie dans certaines affections. — On peut également l'observer dans le tabes, la sclérose en plaques, la pneumonie chez le vieillard. Ce sont des troubles passagers qui semblent résulter de troubles circulatoires.

Dans les maladies infectieuses et dans les intoxications, il peut également se produire une hémiplégie transitoire ; il en est ainsi dans le paludisme, le diabète, l'urémie, etc.

V. — APHASIE

On entend sous le nom d'*aphasie*, non seulement l'abolition de la faculté du langage articulé, comme le voudrait le sens étymologique, mais, dans un sens plus compréhensif, l'abolition de la faculté d'exprimer la pensée par des signes (parole, écriture, chiffres, etc.), et de comprendre ces signes (abolition de la faculté représentative). — Selon la définition de Broca, l'aphasie est le défaut d'adaptation du mot à l'idée.

Symptômes. — On doit donc décrire, dans l'aphasie, un certain nombre de symptômes qui peuvent être isolés ou associés.

Surdité verbale. — Le malade entend le son des paroles, mais ne discerne pas leur sens, tandis qu'il entend le son produit par différents objets : voix, cloche, violon, et les attribue à leur cause réelle.

Dans cette classe, on distingue deux catégories :

1° Les malades qui entendent le bruit de la parole, mais ne comprennent pas qu'on leur parle ;

2° Les malades qui comprennent qu'on leur parle, mais ne comprennent pas ce qu'on leur dit.

Cette surdité verbale peut quelquefois être incomplète et partielle (surdité des sons musicaux, des noms de nombres, etc.).

Cécité verbale. — Il y a perte partielle ou totale de la mémoire des signes graphiques, c'est-à-dir[illegible]ossibilité de comprendre le sens des mots é[illegible] des chiffres, des notes de musique, etc.

Le ma[illegible]e sait distinguer les lettres les unes des autres, m[illegible] il ne sait plus le son qu'elles représentent. Dans certains cas, le malade peut écrire, mais ne peut se relire. Ce symptôme n'existe jamais pur, il est le plus souvent associé à de la surdité verbale ou à de l'agraphie, il y a toujours association d'hémiopie latérale droite avec rétrécissement concentrique du champ visuel.

Ce symptôme reconnaît également des subdivisions : *cécité littérale*, le malade ne reconnaît pas la signification des lettres ; *cécité verbale proprement dite*, le malade peut épeler les lettres, mais ne comprend pas leur agencement ; *cécité psychi-*

que, le malade peut lire les mots et les copier, mais il n'en comprend pas le sens.

Aphasie motrice ou Aphémie. — C'est la perte des images motrices d'articulation.

Lorsque ce symptôme existe à l'état isolé, le malade entend et comprend ce qu'on lui dit, mais il ne peut répondre, quoiqu'il sache ce qu'il veut répondre; s'il n'a pas d'agraphie, il peut l'écrire.

Certains malades ont conservé une syllabe ou un mot, quelquefois un lambeau de phrase, qu'ils répètent à tout propos, tout en manifestant des signes d'impatience contre eux-mêmes.

Cette affection est parfois incurable, mais elle peut souvent diminuer, soit par réapparition progressive de certains mots, soit par rééducation.

Agraphie. — C'est une variété d'aphasie motrice dans laquelle la faculté de traduction de la pensée par l'écriture est abolie. — Il y a perte de la mémoire motrice graphique.

Parfois le malade peut copier un dessin, copier de l'écriture; dans certains cas, il ne peut plus écrire en cursive, mais il peut écrire en caractères d'imprimerie.

Diagnostic. — Il se base sur l'examen attentif du malade et l'analyse des différents symptômes.

Anatomie pathologique. — Ces différents symptômes relèvent d'une lésion en foyer localisé, siégeant au centre fonctionnel.

La surdité verbale est produite par une lésion de la 1re circonvolution temporale (fig. 10).

La cécité verbale, par une lésion du pli courbe (fig. 11).

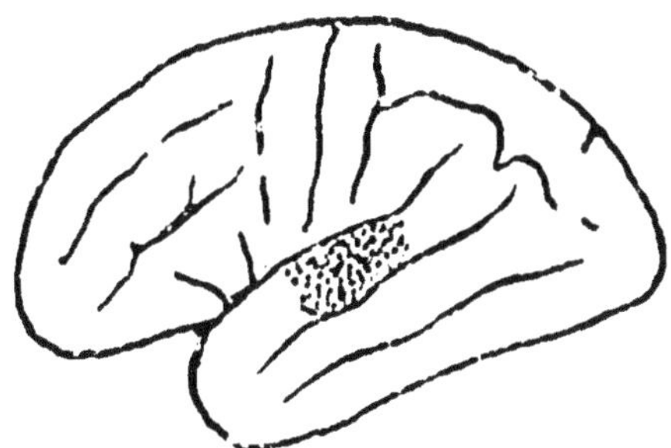

Fig. 10. — Surdité verbale. Lésion de la première circonvolution temporale gauche.

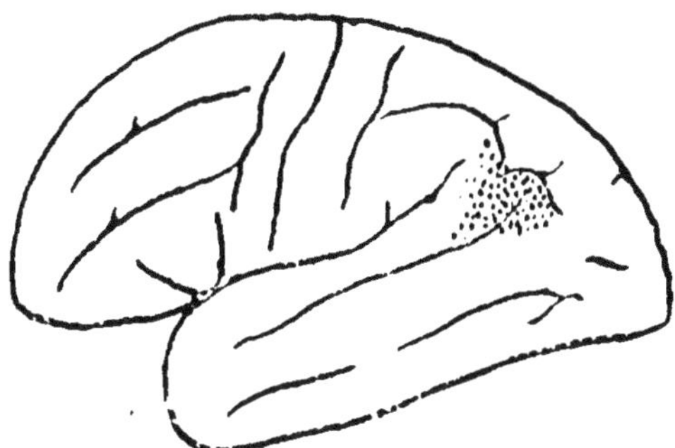

Fig. 11. — Cécité verbale. Lésion du pli courbe, hémisphère gauche.

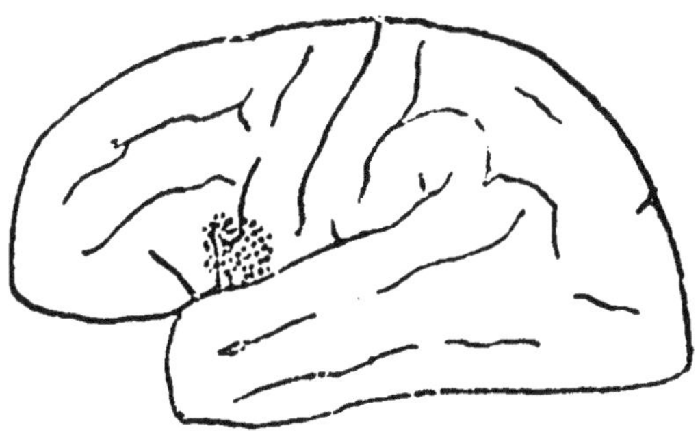

Fig. 12. — Aphasie motrice. Lésion de la circonvolution de Broca.

L'*aphasie motrice* est produite par une lésion de la circonvolution de Broca, au pied de la 3e frontale (fig. 12).

L'agraphie est produite par une lésion du pied de la 2e frontale (fig. 13).

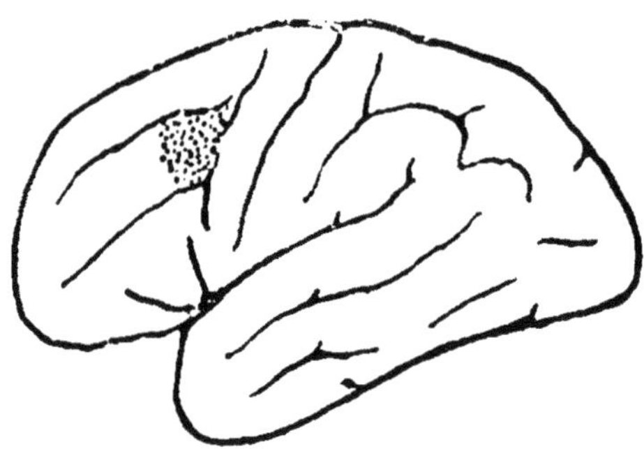

Fig. 13. — Agraphie. Lésion du pied de la deuxième frontale gauche.

Mais il faut savoir que ces symptômes peuvent également être produits par des lésions sous-corticales, comme l'a montré Pitres, lorsque les fibres d'association de ces différents centres se trouvent interrompues.

PRONOSTIC. — Il est toujours grave, mais il faut savoir que nombre de cas s'améliorent spontanément, que d'autres sont passibles d'une rééducation.

VI.–HÉMIANOPSIE

On entend sous ce nom la perte de la moitié d'un des champs visuels.

Elle est quelquefois unilatérale, mais le plus souvent bilatérale et *homonyme*, — il y a perte de la moitié droite ou gauche des deux champs visuels ; — elle est *hétéronyme*, lorsqu'il y a suppression d'une moitié de l'un des deux champs visuels et de l'autre moitié de l'autre.

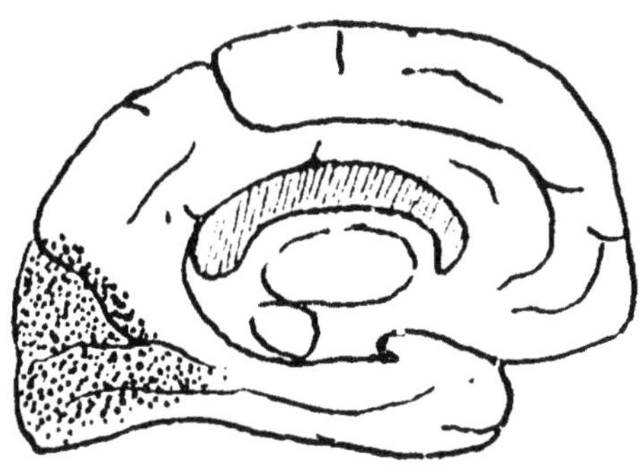

Fig. 14. — Hémianopsie. Ramollissement de la région du cuneus.

Anatomie pathologique. — Il s'agit, dans tous les cas, d'une lésion de la face interne du lobe occipital, principalement dans la région du cuneus, ou dans la cinquième circonvolution (fig. 14).

Diagnostic. — Il se fait par l'examen du champ visuel des deux yeux. — Souvent il y a association de cécité psychique.

II. — MALADIES DE LA MOELLE

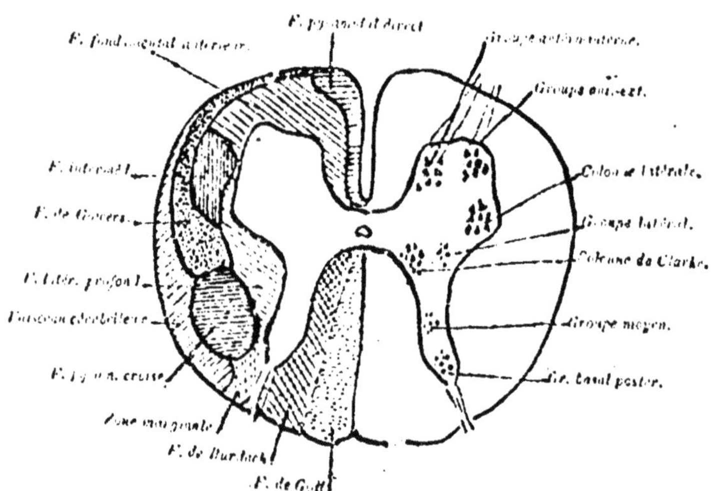

Fig. 15. — Moelle normale : topographie.

I. — ANÉMIE DE LA MOELLE

L'anémie de la moelle peut être *totale* ou *partielle*.

Anémie totale. — Elle est constitutionnelle et correspond cliniquement au syndrôme de la neurasthénie.

Anémie partielle. — Le type de cette anémie est l'anémie par ligature de l'aorte abdominale (expérience de Sténon), qui amène la paraplégie. Cliniquement, l'anémie partielle succède à une embolie, soit gazeuse (paraplégies par décompression brusque à la suite de l'emploi des scaphandres[1], soit solide (caillots sanguins), à une thrombose des gros vaisseaux ou des capillaires (myélite cavitaire, syringomyélie).

II. — CONGESTION DE LA MOELLE

La congestion de la moelle est une entité anatomique et clinique extrêmement vague.

Étiologie. — La cause peut être active (excès de coït; intoxication par la strychnine, l'alcool, l'oxyde de carbone; fluxions collatérales; traumatisme).

Symptômes. — Ils ont un début brusque : douleurs sourdes dans la colonne vertébrale et fourmillements dans les extrémités. — Parésie paraplégique, surtout accentuée quand le malade est couché.

Traitement. — Révulsion et saignées locales.

III. — HÉMORRAGIE DE LA MOELLE. HÉMATOMYÉLIE

Étiologie. — L'hémorragie de la moelle est primitive ou secondaire.

Primitive, elle succède au traumatisme, au froid, à l'alcoolisme.

Secondaire, elle est une complication de la syringomyélie gliomateuse.

Anatomie pathologique. — L'hémorragie peut être étendue. Elle peut être limitée, et alors elle siège dans la substance grise au niveau de la commissure ou entre les cornes antérieure et postérieure (hématomyélie centrale de Minor).

Symptômes. — *Début* tout à fait brusque (apoplexie spinale de Vulpian) : paraplégie ou paralysie des quatre membres.

Période d'état : moitié abolie, douleurs de la colonne vertébrale et des membres, perte ou diminution de la sensibilité, paralysie des sphincters.

Formes cliniques. — 1° *Hématomyélie cervicale;* syndrôme de Brown-Séquard (hémiparaplégie avec anesthésie croisée).

2° *Hématomyélie centrale* de Minor: syndrome syringomyélique.

Evolution. — La guérison est rare. La mort survient par cystite purulente ou décubitus aigu. La régression peut s'observer dans les hématomyélies secondaires.

Diagnostic. — La *myélite aiguë* n'a pas cette brusquerie du début.

L'*hématorachis* s'accompagne d'exagération des réflexes.

La *syringomyélie* présente les mêmes symptômes que l'hématomyélie centrale, mais il n'y a pas d'état stationnaire, ni de répression des troubles.

Traitement. — Révulsifs et purgatifs drastiques.

IV. — MYÉLITES

Une classification des myélites est impossible. Il faut se borner à grouper les variétés étiologiques, anatomo-pathologiques et symptomatiques.

VARIÉTÉS ÉTIOLOGIQUES. — 1° **Myélites infectieuses.** — Syphilis, maladies éruptives (rougeole, variole, scarlatine), fièvre typhoïde, grippe, infection puerpérale, blennorragie.

2° **Myélites par intoxications.** — On distingue :

1°) Les myélites par intoxication par le plomb et l'arsenic ;

2°) Les myélites par intoxication d'origine végétale.

α) *Ergotisme.* — Il se produit à la suite de l'ingestion de seigle mélangé d'ergot; provoque les symptômes du tabes, sauf les troubles oculaires et les troubles génito-urinaires et amène les mêmes lésions.

β) *Lathyrisme.* — Il provient de l'ingestion de la farine de gesse, provoque une paraplégie spasmodique avec troubles urinaires et paresthésie, symptômes tout à fait analogues à ceux de la paralysie spinale syphilitique.

γ) *Myélite de la pellagre.* — Il y a des lésions des cornes antérieures, des cordons latéraux et une dégénération peu intense des cordons postérieurs : d'où symptômes spasmodiques : démarche, réflexes exagérés, tremblement.

3° **Myélites par propagation.** — Ostéite tuberculeuse, cancéreuse, tumeurs extra ou intramédullaires.

4° **Myélites primitives.** — Traumatiques, a frigore.

Variétés anatomo-pathologiques. — 1° **Myélites diffuses.** — (Voir *Syphilis médullaire* et *Sclérose en plaques*).

2° **Myélites systématiques.** — (Voir *Sclérose latérale amyotrophique, Tabes, Scléroses combinées.*)

3° **Méningomyélites.** — (Voir *Méningite spinale* et *Syphilis médullaire.*)

4° **Poliomyélites.** — Elles sont bien démembrées depuis la description des polynévrites et des myopathies progressives. Il reste néanmoins comme type la paralysie spinale infantile et la poliomyélite antérieure chronique qui survient quelquefois après elle.

Les poliomyélites reconnaissent comme cause l'infection et l'intoxication.

5° **Myélites transverses.** — Elles produisent des symptômes analogues à ceux de la syphilis médullaire et de la sclérose en plaques; ces symptômes varient de plus suivant la hauteur de la lésion. — (Voir *Compression de la moelle.*)

Formes cliniques. — 1° **Myélites aiguës.** — Symptômes. — *Début.* — Ictus (myélite apoplectiforme de Hayem), rachialgie, engourdissements, fièvre et paralysie.

Période d'état. — 1° *Paralysie complète,* avec quelques soubresauts et trépidations.

2° *Sensibilité :* ce sont des troubles subjectifs :

douleurs vertébrales et dans les membres; paresthésies, mais pas d'anesthésie nette.

3° *Réflexes cutanés* exagérés, réflexes tendineux abolis.

4° *Troubles des réservoirs.*

5° *Décubitus aigu*, par troubles trophiques, atrophie musculaire; éruptions diverses; troubles vasomoteurs (teinte cyanique, abaissement de la température), troubles sécrétoires, pseudo-œdèmes.

6° *Troubles généraux* : congestion pulmonaire, gastrite, diarrhée.

Évolution. — Guérison, passage à l'état chronique ou mort.

Formes. — I. *Formes circonscrites.* — 1° *myélite dorso-lombaire* (paraplégie, troubles des réservoirs, paresthésie des membres inférieurs); *myélite cervicale*, douleurs de la nuque, paraplégie cervicale et quelquefois toux et dyspnée, dysphagie, hoquet, vomissements et pouls lent permanent.

2° *Myélite annulaire*, n'intéressant pas la périphérie de la moelle (d'où phénomènes spasmodiques, sans troubles trophiques, et sans troubles des sphincters); *myélite hémilatérale* (syndrome de Brown-Séquard : paralysie motrice d'un côté, anesthésie du côté opposé).

II. *Formes diffuses.* — *Paralysie ascendante aiguë, Maladie de Landry.* — La pathogénie est mal connue : s'agit-il d'une myélite parenchymateuse diffuse, d'hémorragies par thrombose hyaline des artères de la moelle (Klebs), s'agit-il de névrites périphériques?

La paralysie débute par les membres inférieurs et atteint successivement les membres supérieurs, le tronc, les muscles bulbaires. Terminée le plus souvent par la mort en 5 à 10 jours.

2° **Myélites chroniques.** — SYMPTÔMES. — 1°) *Début* par l'impuissance motrice progressive.

2°) *Période d'état.* — *Motilité :* paralysie des membres supérieurs et des membres inférieurs. quelquefois à type spasmodique.

Réflexes : abolis, quand la lésion est au-dessous du centre des réflexes ; exagérés, quand il s'agit de lésions dorso-lombaires supérieures.

Sensibilité : douleurs subjectives, pas d'anesthésie.

Troubles des réservoirs et troubles trophiques.

ÉVOLUTION. — *Évolution* très lente.

FORMES. — 1° *Formes circonscrites.* — *Myélite transverse dorso-lombaire :* paraplégie spasmodique, pure et sans complications, sans troubles des sphincters.

Etat stationnaire pendant 5 à 10 ans.

Myélite transverse cervicale : paralysie des membres, paralysies bulbaires.

Myélites annulaires, hémilatérales.

Myélite cavitaire : signes de syringomyélie ou signes de tabes, signes inconstants.

2° *Formes diffuses.* — *Myélite chronique diffuse.*

a) Forme chronique de la paralysie de Landry.

b) *Paralysie générale spinale diffuse* de Duchenne, de Boulogne ; se rappeler qu'elle est contestée et se rapporte peut-être aux névrites périphériques.

Début : par des douleurs et l'atrophie des groupes des muscles des membres et du bulbe (contractions, atrophies), troubles objectifs de la sensibilité très marqués.

V. — PARALYSIE INFANTILE

La paralysie infantile ou *poliomyélite antérieure aiguë de l'enfance* a été étudiée et mise au point cliniquement par Duchenne (de Boulogne) et Laborde, anatomiquement par Prévost et Vulpian, Clarke, Charcot et Joffroy.

ÉTIOLOGIE. — Elle survient pendant la période de la dentition, quelquefois par épidémie, chez l'enfant de un an à dix-huit mois, quelquefois héréditairement.

La véritable cause efficiente, suivant l'opinion de Marie, est l'*infection*, qu'il s'agisse d'une infection bien déterminée comme la rougeole, la scarlatine, la diphtérie ou d'une affection indéterminée non classée, comme il en survient au moment de la dentition.

ANATOMIE PATHOLOGIQUE. — C'est à l'occasion de cette maladie que furent fixées les premières notions sur la relation entre les altérations des cornes antérieures et l'atrophie musculaire (Charcot et Joffroy).

1° *Lésions constatées dans une autopsie au bout de plusieurs années.* — Aspect réfringent de la corne antérieure sur une zone constituée par un tissu névroglique où les cellules sont rares, les fibres nerveuses détruites et les vaisseaux altérés. — Du même côté, au niveau des cornes postérieures et des cordons antéro-latéraux, on note un processus d'atrophie et un arrêt de développement. — Les racines antérieures et les nerfs périphériques sont diminués de volume, mais sans lésions très marquées. — Les muscles sont atrophiés ou pseudo-hypertrophiés ou lipomateux. — Les os sont le siège d'un processus de résorption. — Les vaisseaux sanguins dans le membre paralysé ont un calibre minime (fig. 16).

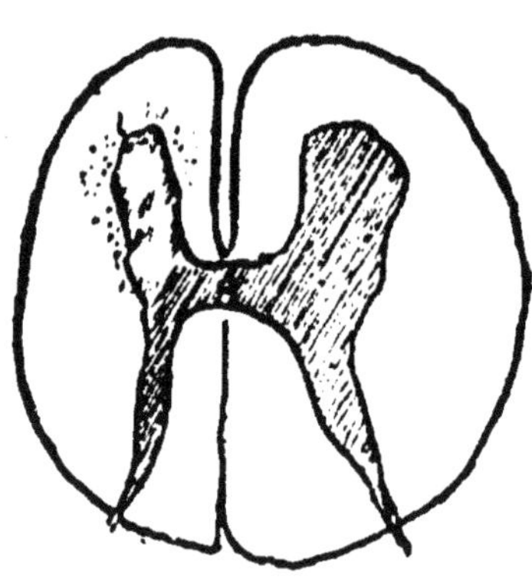

Fig. 16. — Paralysie infantile. Atrophie de la moelle. Lésion de la corne antérieure gauche (lésion tardive).

2° *Lésions constatées dans une autopsie au bout de quelques jours.* — Foyer de ramollissement de la corne antérieure (Henri Roger et Damaschino) empiétant sur le cordon antéro-latéral avec altérations vasculaires marquées (fig. 17).

Pathogénie. — *Théorie de Marie :* cette affection est liée à un processus de myélite aiguë amenant le ramollissement en foyers par thrombose ou embolie. — Les lésions sont en effet limitées au territoire des artères radiculaires antérieures de l'artère spinale antérieure.

Ces lésions vasculaires sont enfin sous la dépendance des infections de la période de dentition. Elles sont analogues à celles qu'on observe dans l'hémiplégie cérébrale infantile et n'en diffèrent que par la localisation.

Symptômes. — *Début* par fièvre, état gastrointestinal. — Durée de cette période de trente-six

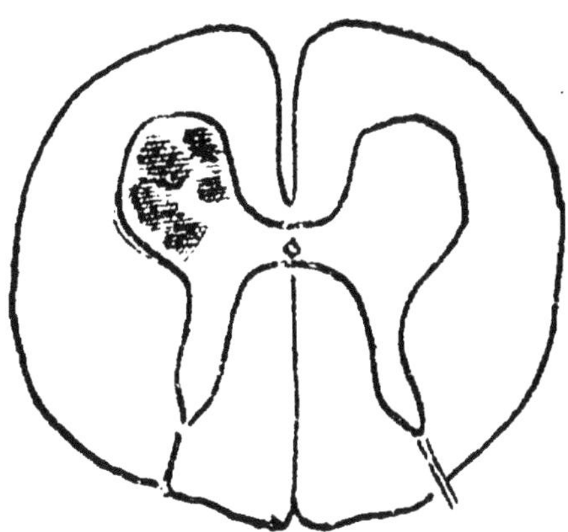

Fig. 17. — Paralysie infantile. Lésions de la corne antérieure gauche (récentes).

à quarante-huit heures. — Terminaison quelquefois au milieu de symptômes généraux nerveux : coma et convulsions.

2° Période de paralysie. — Atteint rapidement son maximum en l'espace de douze à vingt-quatre heures : soit hémiplégie, soit monoplégie, soit paraplégie, soit paraplégie associée à une monoplégie.

4° Période de fixation de la paralysie. — Elle affecte plus volontiers certains muscles : les muscles antéro-externes de la jambe ou le muscle tibial antérieur seul ; le muscle deltoïde dans ses deux groupes de faisceaux ; les muscles dépendant des noyaux moteurs du bulbe. Les sphincters sont respectés.

5° Période d'atrophie. — *La paralysie est flasque*, les *réflexes* sont abolies. — Il y a *réac-*

tion de dégénérescence : l'excitabilité faradique a disparu, l'excitabilité galvanique est accrue, puis modifiée. La contractilité idiomusculaire est exagérée. — *Sensibilité* intacte. — *Troubles trophiques* très marqués :

1° *Défaut d'accroissement des membres.*

2° *Déformations* : pied bot varus-équin, main bote, cul-de-jatte, luxation congénitale de la hanche (Verneuil).

3° Atrophie des os, fragilité et possibilité des fractures.

4° Mobilité des articulations : aspect du membre de polichinelle. Luxations.

5° Modifications de la peau : cyanose, rougeurs, marbrures, refroidissement, adipose sous-cutanée; par endroits, callosités; en d'autres, minceur de la peau; hypertrophie du système pileux, hypersécrétion sudorale.

6° *Troubles psychiques* : bizarrerie de caractère, irritabilité.

Formes cliniques. — **1° Formes différentes par le début :** 1° — *Forme insidieuse*, découverte par hasard.

2° *Paralysie du matin* : la paralysie est apparue brusquement du soir au matin.

3° *Paralysie insidieuse*, au cours d'une maladie infectieuse.

2° Formes différentes par leurs symptômes. — *Paralysie douloureuse.*

3° Formes différentes par leur terminaison. — 1° *Paralysies transitoires*, guérissant au bout de quelques jours ou au bout de quelques mois.

2° *Paralysies mortelles*, accompagnées de lésions bulbaires.

3° *Paralysies à reprises* (Ballet et Dutil), la paralysie et l'atrophie musculaire reparaissent dix ou vingt ans après et simulent une amyotrophie.

DIAGNOSTIC. — *La pseudoparalysie syphilitique de Parrot* est due à la disjonction épiphysaire : il y a donc impotence fonctionnelle du membre total, mais non des extrémités. Il y a coïncidence de manifestations syphilitiques.

Les paralysies obstétricales sont radiculaires, portent par exemple sur le groupe musculaire Duchenne-Erb. : deltoïde, long supinateur, biceps, brachial antérieur. Pas de réactions électriques. Marche bénigne de cette paralysie.

La myopathie progressive, et en particulier celle de la forme Charcot-Marie, peut simuler la paralysie infantile ; mais son début est lent, souvent symétrique, et son évolution est profonde.

La paralysie hystérique s'accompagne de la sensibilité et des stigmates somatiques et mentaux.

L'hémiplégie cérébrale infantile s'accompagne de contracture, d'exagération des réflexes et de troubles intellectuels.

TRAITEMENT. — Dans la première période, médication antithermique. Puis, quand la période de régression est apparue, électrisation, hydrothérapie, massage, bains et douches.

Traitement orthopédique ou chirurgical, à la période des déformations.

VI. — PARALYSIE SPINALE AIGUE DE L'ADULTE

Affection rare ; en tous points semblable à la paralysie spinale aiguë de l'enfance.

CAUSES, ANATOMIE PATHOLOGIQUE. — Ses causes, son anatomie pathologique sont absolument les mêmes que celles de cette affection.

SYMPTOMES. — Elle diffère un peu :

Dans la période de début, on n'observe pas de convulsion, mais de la tendance au délire et à la somnolence dans les formes graves.

Dans la période d'atrophie, les déformations sont moins nettes que chez l'enfant, car la croissance est achevée.

VII. — DÉGÉNÉRATIONS SECONDAIRES DE LA MOELLE

On désigne sous ce nom un certain nombre d'altérations de la moelle envisagées au point de vue anatomique et consécutives aux lésions du cerveau, de la moelle, des racines postérieures et des nerfs périphériques.

Elles peuvent être *descendantes* ou *ascendantes*.

I. Dégénérations descendantes. — 1° *Dégénérations consécutives à des lésions cérébrales.* — Elles intéressent le faisceau pyramidal dans ses deux portions directe et croisée. L'histoire de cette dégénération date des travaux de Charcot, Vulpian, Bouchard, Brissaud.

Elle survient à la suite d'une lésion *destructive*,

au niveau de la capsule interne et de l'écorce des circonvolutions.

La dégénération consiste dans la disparition des cylindres-axes, dans la présence de corps granuleux, avec inflammation du tissu conjonctif.

Cliniquement, cette dégénération correspond à l'hémiplégie flasque ou avec contracture.

Quand il y a des anomalies dans la distribution des fibres du faisceau pyramidal : inégalité et asymétrie entre les deux faisceaux direct et croisé, on peut observer l'hémiplégie bilatérale ou diplégie.

Quand il y a dégénération secondaire avec amyotrophie, elle correspond : suivant Charcot, à une lésion propagée des cornes antérieures; suivant Déjerine, à une névrite périphérique.

2° *Dégénérations consécutives à des lésions transverses de la moëlle.*

a) Cordon antérolatéral. — La dégénération du faisceau pyramidal est très étendue et empiète sur les territoires voisins. Le cordon antérieur, les faisceaux intermédiaires du cordon latéral sont atteints.

b) Cordon postérieur. — On ne devrait trouver aucune dégénération. Cependant Schultze a signalé une dégénération d'un faisceau en virgule englobé dans la substance blanche.

II. Dégénérations ascendantes. — 1° *Dégénérations consécutives aux lésions des racines postérieures.* — Elles portent sur les fibres allant à la corne postérieure, sur les faisceaux de Burdach et quand la lésion a porté très bas sur la région lombaire, les faisceaux de Goll sont dégénérés.

La corne antérieure, les fibres de la colonne de Clarke du même côté sont dégénérées.

3°) *Dégénérations consécutives aux lésions transverses de la moelle.*

a. Le faisceau de Goll est altéré dans les régions supérieures ; le faisceau de Burdach, dans les régions immédiatement sus-jacentes à la lésion.

b. Le faisceau cérébelleux direct à partir de la 8e dorsale, le faisceau de Gowers à partir de la moelle lombaire, les fibres du cordon antérieur au voisinage du sillon (sulco-marginales) sont dégénérées.

c. La substance grise présente, elle aussi, des altérations.

VIII. — SCLÉROSE LATÉRALE AMYOTROPHIQUE

La sclérose latérale amyotrophique ou *maladie de Charcot* a été décrite par Charcot, de 1865 à 1874 ; dans une série d'études successives, il en a fixé l'anatomie, puis la clinique.

Étiologie. — S'observe de 35 à 50 ans, surtout chez la femme. La cause et la nature de cette affection sont totalement inconnues.

Symptomes. — **1° Phénomènes spasmodiques.** — *a*) *Réflexes* tendineux du poignet, du coude, du genou exagérés, *réflexes périostiques.*

b) *Contractures* évidentes ou simple raideur des membres amenant la démarche spasmodique.

2° Paralysie. — Légère, associée aux phénomènes spasmodiques.

3° Atrophie musculaire. — S'accompagne

de *contractions fibrillaires* très marquées — de rétractions tendineuses — de réaction électrique, de dégénérescence.

Siège. — *Aux membres supérieurs :* donne l'aspect de la main de singe, de la main en griffe.

Aux membres inférieurs: apparaît tardivement.

Au cou: peut aussi prendre les muscles et donner à la tête des attitudes vicieuses.

Dans le territoire des nerfs bulbaires :

a) *A la face:* mouvements fibrillaires au début, puis paralysie amenant la béance de la bouche, l'aspect pleurard.

b) *La langue:* présente des mouvements fibrillaires, puis de la paralysie et s'affaisse derrière les arcades dentaires.

c) *Le voile du palais:* paralysie entraîne des troubles de la déglutition, de la phonation. Le réflexe pharyngien est conservé.

d) *La mastication* est troublée. Le réflexe tendineux du massèter est exagéré au début.

e) *Troubles respiratoires* (accès d'étouffement).

f) *Troubles circulatoires* (tachycardie, syncope, mort subite).

4° **Symptômes accessoires.** — Troubles sensitifs subjectifs : douleurs dans les membres.

Troubles psychiques : neurasthénie associée.

Pas de troubles de la sensibilité objective, ni de troubles trophiques.

Marche de la maladie. — *Début :* ou spasmodique, ou atrophie musculaire des membres supérieurs, ou phénomènes bulbaires.

Durée : dix-huit mois à deux ans.

Terminaison : c'est la mort soit par des phénomènes pulmonaires ou cardiaques — soit par une affection intercurrente.

Anatomie pathologique. — 1° **Lésions de la moelle.**—*a*) *Altérations de la substance grise.*— Elle est altérée surtout au niveau des *cornes antérieures* où les cellules ganglionnaires ont diminué de volume et ont perdu leurs prolongements, mais aussi au niveau des cornes postérieures, de la portion intermédiaire, et de la commissure postérieure (fig. 18).

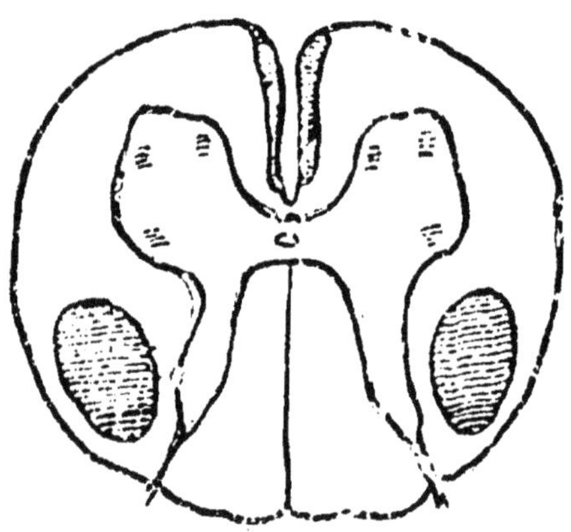

Fig. 18. — Sclérose latérale amyotrophique.

b) *Altérations de la substance blanche.* — Le faisceau pyramidal direct et le faisceau pyramidal croisé sont sclérosés. Les lésions s'étendent aussi à la lésion extra-pyramidale des cordons antérolatéraux dans un territoire dont les limites sont mal déterminées.— Les cordons de Goll enfin présentent aussi des lésions manifestes.

2° **Lésions du bulbe.** — *a*) Les noyaux du

facial, le noyau moteur du trijumeau, le noyau postérieur du pneumogastrique, le noyau de l'hypoglosse sont altérés.

b) La substance blanche est altérée, surtout au niveau des faisceaux pyramidaux, et aussi au niveau du ruban de Reil et du faisceau longitudinal postérieur.

3° Lésions des pédoncules et de la protubérance. — Au niveau des fibres du faisceau pyramidal.

4° Lésions du cerveau. — Au niveau des fibres du faisceau pyramidal dans la capsule interne et au niveau des grandes cellules pyramidales des circonvolutions motrices.

En résumé: les lésions siègent dans toute la hauteur du faisceau pyramidal.

Pathogénie et processus des lésions. — La dégénération des fibres du faisceau pyramidal se fait-elle de haut en bas ou de bas en haut? La question est très obscure et n'est pas tranchée actuellement. La même indécision règne du reste pour la dégénération du faisceau pyramidal au cours de la paralysie générale (Marie).

Diagnostic. — 1° On a l'impression d'une *atrophie musculaire*, on peut penser à l'*atrophie Aran-Duchenne*, aux *myopathies*, aux *névrites périphériques*, dans lesquelles les réflexes sont normaux ou diminués.

On pensera à la *syringomyélie* caractérisée par la dissociation de la sensibilité, à la *pachyméningite cervicale hypertrophique*, caractérisée par les douleurs pseudonévralgiques, ou aux amyotrophies consécutives aux arthrites infectieuses.

2° On a l'impression d'une *paraplégie spasmodique :* on pensera à toutes les paraplégies dues à la *myélite transverse*, à la *maladie de Little*, à la *compression de la moelle*, au *mal de Pott*.

3° On a l'impression d'une *paralysie bulbaire*. On éliminera les *paralysies bulbaires aiguës* à marche rapide, limitées aux territoires des nerfs bulbaires ; la *paralysie pseudobulbaire* d'origine cérébrale se reconnaîtra à l'hémiplégie, qui l'accompagne avec double ictus et à la perte du réflexe pharyngé.

Traitement. — Il sera purement palliatif et ne différera en rien de la médication symptomatique des autres maladies de la moelle.

IX. — MALADIE DE LITTLE (tabes dorsal spasmodique).

Le nom de *tabes dorsal spasmodique* servait autrefois à désigner une affection décrite par Erb-Charcot *chez l'adulte* et une affection décrite par Little *chez l'enfant*. La maladie d'Erb-Charcot n'a pu être rapportée à des lésions constantes ; elle a donc disparu de la nosographie.

Seule, la maladie de Little reste une entité morbide et doit être désignée sous le nom de *tabes dorsal spasmodique*.

Etiologie. Pathogénie. — Affection congénitale, non héréditaire (sauf quelques cas de Newmark, Freud, Strümpell).

1° Ce peut être une absence de développement du faisceau pyramidal, à la suite d'*accouchement prématuré*. Le faisceau pyramidal ne se développant qu'à la fin du 9e mois, si l'accouchement se fait à 7 ou 8 mois, il y arrêt de développement du faisceau pyramidal.

2° Il peut y avoir traumatisme, pression sur le cerveau pendant un *accouchement difficile :* le point de moindre résistance est encore le faisceau pyramidal.

3° Une *affection inflammatoire* survenant pendant la vie fœtale ou peu après la naissance, peut amener des lésions d'encéphalite et de méningite, et des troubles dans le développement du faisceau pyramidal.

A la première cause correspond le tabes dorsal spasmodique vrai ; aux deux autres causes, des variétés cliniques, désignées par Marie sous le nom d'*états tabéto-spasmodiques.*

Symptômes. — 1° *Début.* — Plusieurs mois après la naissance, les parents s'aperçoivent que l'enfant ne remue pas les jambes dans le bain, — ou bien on s'étonne de ne pas le voir marcher à l'âge de 18 mois ou 2 ans.

2° *Période d'état.* — *Motilité. Démarche spasmodique :* mouvement en demi-cercle de la pointe du pied traînante, inclinaison du tronc du côté opposé, frottement des genoux et des cuisses.

Position assise : raideur en flexion des hanches, en demi-flexion des jambes sur les cuisses, membres en adduction et rotation en dedans, équinisme.

Membres supérieurs à demi fléchis « comme les ailerons d'une volaille », mouvements inhabiles et spasmodiques.

Autres muscles intéressés : du tronc, du cou, de la déglutition, de la parole, des yeux (*strabisme*), de la face (*troubles de la mimique*, air hébété).

Pas de paralysie. Rétractions fibromusculaires.

Les sphincters sont respectés.

Réflectivité.

Réflexes tendineux exagérés : rotuliens, périostiques, du poignet, clonus du pied.

Réflexes cutanés variables.

Sensibilité absolument intacte.

Réactions électriques : contraction tétaniforme par la faradisation.

Troubles vasomoteurs légers, sans signification.

État intellectuel : intelligence normale, permettant les études aux enfants, mais caractère bizarre et irritable.

Formes cliniques. — **1° Formes atténuées ou frustes.**

2° États tabéto-spasmodiques. — S'accompagnant de troubles de l'intelligence, allant quelquefois jusqu'à l'idiotie complète, attaques épileptiformes.

Évolution. — Tendance à la régression ou tout au moins possibilité pour un enfant d'embrasser une carrière, de devenir pubère, de se marier et de procréer des enfants bien portants et d'arriver à la vieillesse (maladie de Little des vieillards).

Diagnostic. — *La paralysie infantile* est flasque.

Le *tétanos* des nouveau-nés débute par la face, il est mortel.

La *tétanie* est une contracture intermittente.

La *maladie de Thomsen* s'accompagne de raideur, mais, *au début* des mouvements, il n'y a pas d'exagération des réflexes.

La *compression de la moelle* (par mal de Pott, tumeurs) a un début tardif, n'intéresse que la moelle sous-jacente au point comprimé, amène des troubles de la sensibilité, est reconnue par l'examen de la colonne.

La *myélite transverse* s'accompagne de troubles des sphincters, débute tardivement; les troubles sont limités à la partie inférieure de la moelle.

La *sclérose en plaques* débute tardivement et s'accompagne de nystagmus, tremblement, troubles de la parole.

L'*hémiplégie cérébrale infantile*, quand elle est peu nette ou quand elle est double, se rapproche beaucoup des états tabéto-spasmodiques.

L'*hystérie* pourra simuler la maladie de Little.

Traitement. — Education méthodique des membres par le massage, les mouvements passifs, la gymnastique.

X. — TABES, ATAXIE LOCOMOTRICE

La description de cette affection a été faite en 1851 par Romberg, qui lui a donné le nom de *tabes dorsalis*. En 1858, Duchenne, de Boulogne, a décrit d'une façon complète et définitive cette affection sous le nom d'*ataxie locomotrice progressive*.

Étiologie. — 1° Causes controuvées ou uniquement déterminantes : excès sexuels, froid, arthritisme, traumatisme (fracture de jambe).

2° *Causes efficientes.* — *a*) *La syphilis acquise*, surtout la syphilis bénigne qui n'a pas été traitée, dix ou quinze ans après l'accident initial, survenant donc chez des gens de 30 à 45 ans, surtout chez l'homme, plus fréquemment dans les villes et plus encore chez les officiers et dans les professions libérales. La syphilis héréditaire est capable, elle aussi, de provoquer le tabes.

b) L'ergotisme, la pellagre, plusieurs infections et intoxications.

3° *Causes prédisposantes.* — L'hérédité névropathique directe ou indirecte.

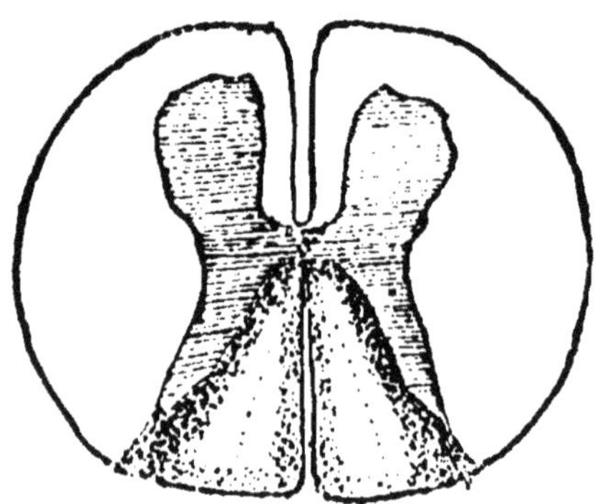

Fig. 19. — Tabes au début. Lésions du cordon de Goll et de la bandelette externe.

Anatomie pathologique. — Ce sont des lésions au niveau des cordons postérieurs. Les méninges sont épaissies et forment un ruban postérieur. Sur une coupe, les bandelettes externes sont sclérosées dès le début (Charcot et Pierret). Le cordon de

Goll est complètement sclérosé (fig. 19); le cordon de Burdach l'est dans sa partie moyenne surtout; la zone de Lissauer est atteinte. Il y a conservation d'un petit territoire ; la zone médiane de Flechsig au voisinage du sillon médian postérieur.

Plus tard, les cordons postérieurs sont entièrement sclérosés (fig. 20).

Les racines postérieures, les ganglions spinaux, les nerfs périphériques sont atteints.

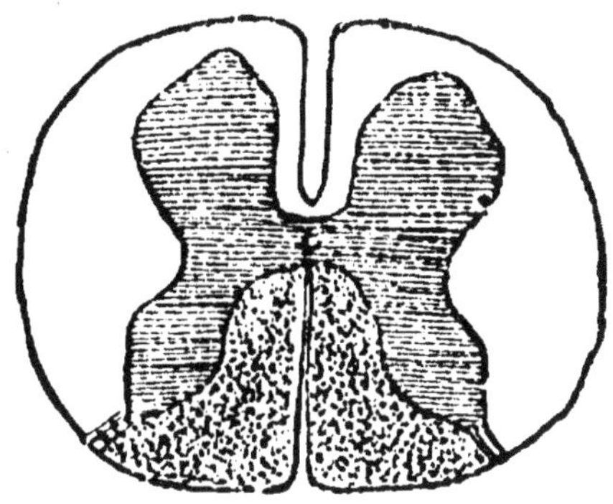

Fig. 20. — Tabes à la période d'état. Moelle lombaire. Sclérose totale des cordons postérieurs.

Histologie. — 1° *Dans les cordons postérieurs.* — Les mailles du tissu interstitiel sont nombreuses, les fibres nerveuses ont disparu. Les vaisseaux sont dilatés, leurs parois altérées. On trouve des corps granuleux.

2° *Dans la substance grise.* — Lésions des cornes postérieures fréquentes, quelquefois lésions des cornes antérieures, lésions de la colonne de Clarke consistant dans la dégénérescence des fibres, mais avec conservation des cellules ganglionnaires de Clarke.

3° Canal central quelquefois dilaté.

4° Racines postérieures atrophiées; ganglions spinaux dégénérés (surtout lésions des fibres) ; névrites périphériques très accentuées.

5° Lésions des fibres nerveuses des circonvolutions cérébrales et dégénérescence (Jendrassik).

PATHOGÉNIE. — 1° *Théories à éliminer.* — *a*) Théorie des lésions cérébrales primitives (Jendrassik). — Elle correspond à des cas de tabes avec paralysie générale.

b) *Théorie des altérations du grand sympathique.*

c) *Théorie vasculaire.* — Les lésions de la moelle correspondent à des lésions vasculaires; mais cette théorie est bien plutôt applicable aux scléroses combinées.

d) *Théorie de la méningite postérieure.*

2° *Théories à retenir.* — *a*) Théorie classique. — C'est une *sclérose systématique primitive des cordons postérieurs.*

b) *Théorie moderne.* — Les lésions des cordons postérieurs sont dégénératives, consécutives à une lésion des ganglions spinaux ou des ganglions périphériques qui constituent leur centre trophique. Partant de ces centres tropiques, les lésions portent sur la zone de Lissauer, sur les bandelettes externes qui correspondent à l'entrée des racines postérieures ; sur les cordons de Burdach qui correspondent aux fibres ascendantes moyennes ; sur les cordons de Goll, qui correspondent aux fibres ascendantes longues. Suivant la hauteur des lésions ganglionnaires, il y aura dégénération lombaire cervicale ou dorsale des cordons postérieurs.

Symptômes (de la maladie arrivée à la période d'état). — **I. Troubles moteurs.** — 1° *Démarche ataxique.* — Le malade lance les jambes, les promène à droite et à gauche et talonne en frappant le sol. Dans les cas les plus frustes, la déceler par « l'exercice à la Fournier » (faire partir brusquement au commandement, arrêter, faire demi-tour, descendre un escalier). — Dans certains cas, il y a effondrement du malade, dérobement des jambes.

2° *Troubles de la station.* — Quand on fait fermer les yeux au malade, ou quand on lui cache la vue de ses pieds, il tombe d'une masse (*signe de Romberg*).

3° *Troubles de la motilité des membres supérieurs.* — Incoordination dans l'écriture, dans la préhension des objets, d'une épingle.

4° Perte de la notion de la position et de la notion du froid.

5° *Mouvements involontaires.* — Secousses musculaires, rappelant les mouvements de l'athétose.

6° *Paralysies.* — Causées par une lésion en foyer ou par l'hystérie, soit monoplégies, soit hémiplégies ou paralysies limitées à un seul nerf, ou paraplégies. Elles sont permanentes, quand elles sont dues à une lésion organique; transitoires et curables, quand elles sont dues à la grande névrose.

II. Troubles de la sensibilité. — 1° *Troubles subjectifs.* — *Douleurs fulgurantes*, quelquefois lancinantes, ardentes ou térébrantes; siégeant dans les cuisses, dans les jambes; apparaissant au début de la maladie, surtout, par crises, durant quelques jours.

Douleurs en ceinture, douleurs en bracelet, douleurs en brodequin.

Courbature et lassitude musculaires. Zones d'engourdissement ou de fourmillement, au niveau du bord cubital du bras.

2° *Troubles objectifs.* — *Anesthésie :* c'est une analgésie, que l'on rencontre très fréquemment, d'une façon presque constante, surtout au niveau du territoire cubital, ou à la plante des pieds.

Hyperesthésie : exagération de la sensibilité à la douleur, par plaques, en différentes régions.

Paresthésie : retard des sensations (signe de Remak), défaut de localisation des sensations, persistance des sensations et rappel des sensations, addition des sensations amenant une sensation prolongée ou tétanos sensitif, addition de plusieurs sensations nécessaire pour la perception d'une seule, épuisement aux excitations.

III. Troubles de la réflectivité. — 1° *Réflexes tendineux.* — *Réflexe rotulien aboli* dans tous les cas de tabes à lésions dorso-lombaires (signe de Westphal), ou, suivant la plupart des auteurs, à la réflexion de l'influx nerveux au niveau des bandelettes externes sclérosées; suivant d'autres, par absence de contraction idiomusculaire du triceps.

2° *Réflexes cutanés* de la plante du pied, de l'abdomen, extrêmement irréguliers.

IV. Troubles des Organes des sens. —

1° *Œil.* — *Paralysies oculaires.* — *a*). *Ophtalmoplégies externes* accompagnées de diplopie; *paralysies de la divergence ou de la convergence*, parcellaires, fugaces et sujettes aux récidives; *ptosis* uni ou bilatéral ; exopthalmie.

b). *Ophtalmoplégie interne* : myosis ou mydriase, inégalité pupillaire.

Perte des réflexes lumineux avec conservation du réflexe de l'accommodation (signe d'Argyll-Robertson). Perte des réflexes à la douleur.

Névrite optique, à la distance le plus souvent bilatérale, caractérisée par la cécité progressive, complète au bout de trois ans en moyenne. Il y a antagonisme entre la cécité et l'incoordination des mouvements (Charcot).

Objectivement, on constate la diminution de l'acuité visuelle, la dyschromatopsie, le rétrécissement du champ visuel, enfin à l'opthalmoscope, l'atrophie blanche de la pupille à aspect nacré ou gris bleuté.

2° *Oreille.*— Phénomènes subjectifs : bourdonnements, sifflements, vertiges, diminution de l'acuité auditive. — Examen de l'oreille externe, examen de l'oreille moyenne (réaction de Rinne au diapason), examen de l'oreille interne (réaction de Weber).

3° *Appareil olfactif.* — Perversion ou diminution de l'olfaction.

4° *Appareil gustatif.*— Perversion ou diminution ou disparition du goût (ageusie).

V. Troubles trophiques. — La nutrition générale est troublée, comme l'indique le mot tabes (consomption). Chacun des tissus présente des altérations spéciales.

1° *Fractures spontanées.* — Elles surviennent à la période d'incoordination du tabes, à la suite d'un traumatisme insignifiant le plus souvent, sur les membres inférieurs ou même au niveau de la colonne vertébrale. La fracture se fait sans douleur, elle s'accompagne d'empâtement, elle se sépare rapidement, mais souvent avec gros cal et raccourcissement du membre. Le même malade est exposé à des fractures multiples. La cause de ces fractures est une ostéite raréfiante, amenant la porosité de la surface de l'os, la dilatation des ostéoplastes, la diminution des matières minérales.

2° *Arthropathies tabétiques* (arthropathies de Charcot). — Elles surviennent quelquefois à la suite d'un traumatisme, pendant la période ataxique, 4 à 5 fois sur 100 tabétiques.

Le genou est le plus fréquemment atteint, puis le pied, la hanche et l'épaule.

Le processus anatomique peut être l'atrophie ou l'hypertrophie, mais le plus fréquemment, l'atrophie.

Il y a laxité ligamenteuse, épanchement séreux avec corps flottants articulaires.

La *cause* de l'arthropathie tabétique est vraisemblablement la lésion nerveuse du tabes. Certains auteurs en ont fait cependant soit une lésion traumatique (Volkmann), soit une arthropathie syphilitique (Strumpell), soit une arthrite déformante chronique (Paget, Virchow).

Les *symptômes* sont très nets : le début peut être subit, il est toujours brusque. Il y a épanchement articulaire et même œdème total du membre.

Aucune douleur. Laxité d'un membre de polichinelle, amenant les déviations du genu valgum, du genu recurvatum, et s'accompagnant de craquements.

Quelquefois il y a fracture concomitante, issue de l'os à travers les téguments, suppuration.

L'évolution peut être bénigne, ou grave; dans ce dernier cas, elle aboutit à l'impotence fonctionnelle.

3° *Pied tabétique.* — Trouble trophique débutant de bonne heure et brusquement, caractérisé par une tuméfaction considérable, avec épaississement du bord interne du pied, affaissement de la voûte plantaire, déviation du pied en dehors, et arthropathie tibiotarsienne.

4° *Troubles trophiques cutanés.* — *Mal perforant*, limité aux couches superficielles ou s'avançant jusqu'à l'articulation.

Escarres au siège ou aux talons.

Eruptions diverses, ecchymoses sur le trajet des douleurs fulgurantes (Straus).

Troubles de nutrition des ongles et des poils, hyperidrose, anidrose.

Troubles de la sécrétion générale.

5° *Atrophie musculaire.* — Elle siège aux membres inférieurs, ou dans le territoire des nerfs bulbaires, avec contractions fibrillaires et avec réaction de dégénérescence.

Une forme spéciale de cette amyotrophie est le *pied bot tabétique*, varus équin, pied-bot atonique par flaccidité sous le poids des couvertures, semblant lié à une névrite périphérique.

Une autre forme est l'*hémiatrophie de la langue* (Charcot), accompagnée d'hémiparalysie du voile du palais et de paralysie de la corde vocale inférieure; liée à des lésions des noyaux de l'hypoglosse.

VI. Troubles viscéraux. — 1° *Estomac.* — Anorexie tabétique, *crises gastriques*, apparaissant brusquement, caractérisées par des douleurs, des vomissements alimentaires, quelquefois marc de café, avec hyperchlorhydrie dans quelques cas; disparaissant très brusquement, mais facilement récidivantes. Se constituent par crises durant huit à dix jours, revenant tous les trois mois, tous les six mois, tous les ans.

2° *Intestins.* — Crises rectales, ténesme rectal; diarrhée survenant par crises, sans causes.

3° *Cœur et vaisseaux.* — On trouve : 1° des signes d'artériosclérose généralisée; 2° des symptômes cardiaques : angine de poitrine, lésions aortiques. Les lésions, suivant quelques auteurs, sont des troubles trophiques du tabes; suivant d'autres, elles résultent d'un processus parallèle à celui du tabes et le plus souvent comme lui d'origine syphilitique; 3° il peut y avoir coexistence de la maladie de Basedow et du tabes (Barié, Joffroy).

4° *Pharynx.* — *a. Troubles de la sensibilité.*

b. Crises pharyngées, troubles de la déglutition.

5° *Larynx.* — *a. Accidents aigus.* — Crises laryngées, caractérisées par une dyspnée intense avec quintes de toux coqueluchoïde; *ictus laryngé*, chute avec perte de connaissance, avec secousses épileptiformes.

b. Accidents chroniques. — Voix bitonale, toux éructante, avec dyspnée, dues à la paralysie d'un des muscles, surtout le cricoarytènoïdien postérieur.

6° *Appareil urinaire.* — *a.* Coliques vésicales, néphrétiques ou anesthésie.

b. Incontinence absolue ou relative ; rétention d'urine ou miction pénible; pollakiurie.

c. Glycosurie, diminution du chiffre de l'urée, crises d'urine (Féré).

7° *Appareil génital.* — Impuissance : absence d'érection, inappétence sexuelle, retard de l'éjaculation.

— Excitation : priapisme, éjaculation rapide.

— Perte du réflexe crémastérien et du réflexe bulbocaverneux (Onanoff).

8° *Symptômes cérébraux.* — Attaques apoplectiformes liées à l'hémiplégie. — Attaques épileptiformes ou épilepsie jacksonienne.

Troubles psychiques : le plus souvent moraux, sans altérations intellectuelles.

MARCHE DE LA MALADIE. — 1° Période préataxique durant 2, 3, 5 ans.

2° Période d'incoordination.

3° Période d'impotence fonctionnelle absolue.

Durée totale : 15 à 20 ans.

Terminaison par décubitus ou par pneumonie, tuberculose.

FORMES CLINIQUES. — 1° Suivant le siège : *tabes supérieur, tabes cérébral.*

2° Suivant l'intensité des symptômes : *tabes bénins* arrêtés dès leur évolution, *tabes oculaires,* sans troubles médullaires.

3° Suivant la rapidité: *tabes aigu.*

Diagnostic. — 1° *Tabes vulgaire.*

Les *affections cérébelleuses* sont caractérisées par la démarche titubante, l'absence de douleurs fulgurantes, la conservation des réflexes.

La *sclérose en plaques* a une démarche cérébello-spasmodique, il y a nystagmus, tremblement, parole scandée.

Les *scléroses combinées* ont une démarche tabéto-spasmodique et l'exagération des réflexes.

Les *pseudotabes toxiques* (alcool, arsenic) sont caractérisés par le steppage.

Le *pseudotabes diabétique* est difficile à dépister : il est caractérisé par les douleurs et l'absence des réflexes et simule les tabes frustes.

Le *pseudotabes neurasthénique* est caractérisé par les douleurs, l'affaiblissement des fonctions génitales et s'accompagne d'autres symptômes de neurasthénie.

2° *Tabes frustes ou tabes au début.* — On peut croire à une affection de l'estomac, du larynx, à une affection de la vessie, de la prostate (faux urinaires), etc.

Traitement. — En ne rappelant que pour mémoire le traitement au nitrate d'argent, la médication interne du tabes est réduite à l'ergot de seigle et au traitement spécifique, dont l'efficacité est néanmoins très contestable. On se contentera de calmer les douleurs par l'antipyrine, le chloral, les injections de morphine. — On appliquera la suspension, la révulsion par les pointes de feu, l'hydrothérapie.

XI. — MALADIE DE FRIEDREICH

La maladie de Friedreich est une forme d'ataxie héréditaire, que Friedreich n'avait point séparée du tabes dorsalis et qui n'en a été distraite que depuis par Grasset et Charcot.

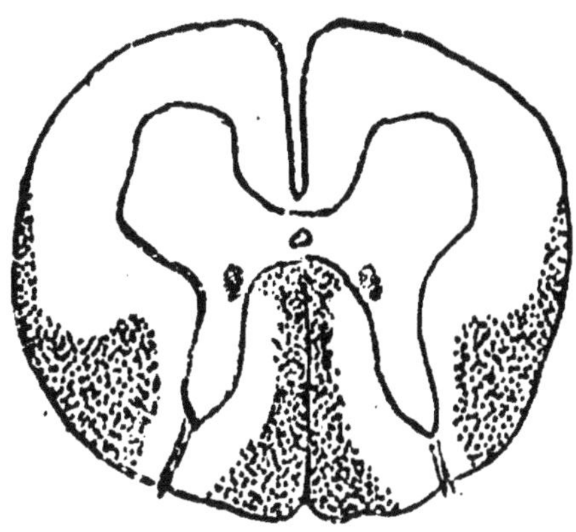

Fig. 21. — Maladie de Friedreich. Moelle dorsale.

Étiologie. — Maladie familiale, frappant plusieurs frères et sœurs dans une même famille, qu'on retrouve aussi chez les ascendants. — L'influence de la syphilis héréditaire n'est pas établie. Peut-être se développe-t-elle au cours d'une maladie de l'enfance.

Age : le plus souvent avant 14 ans, jamais après 16 ans.

Anatomie pathologique. — On trouve à l'aspect extérieur : la gracilité de la moelle.

Microscopiquement : des lésions de sclérose portant :

1° Dans les cordons postérieurs, au niveau des faisceaux de Goll et de Burdach.

2° Dans les cordons latéraux : dans le faisceau cérébelleux direct et le faisceau de Gowers. Suivant d'autres auteurs, il s'agit des faisceaux pyramidaux croisés.

3° Les cornes antérieures et postérieures sont atrophiées. Le canal de l'épendyme présente des malformations et des lésions périépendymaires.

Lésions variables des racines postérieures (fig. 21).

Pas de lésions des nerfs périphériques (Letulle et Vaquez, Déjerine).

Pathogénie. — 1° Pour Déjerine et Letulle, c'est une sclérose névroglique des cordons postérieurs.

2° Pour Friedreich, c'est un arrêt de développement de la moelle.

3° Pour Grasset, c'est une variété de sclérose combinée.

Symptômes. — **1° Troubles moteurs.**

a) *Démarche tabéto-cérébelleuse :* titubation et incoordination.

b) *Ataxie statique.* Pas de signe de Romberg.

c) *Instabilité choréiforme.*

d) *Phénomènes paralytiques* peu accentués.

e) *Tremblement intentionnel*, rappelant celui de la sclérose en plaques.

2° Troubles de la sensibilité. — Peu marqués : pas de douleurs fulgurantes ; parfois hémianesthésie, mais relevant de l'hystérie.

3° Troubles réflexes. — Abolition des réflexes. — Conservation des réflexes cutanés.

4° **Organes des sens.** — Nystagmus, quelquefois paralysie de la musculature externe. Jamais rien du côté de la pupille, ni du nerf optique.

5° **Troubles cérébraux.** — Parole incertaine, pesante, vertiges, céphalalgie. Intégrité de l'intelligence pendant l'enfance, mais développement incomplet au moment de la puberté.

6° **Troubles génito-urinaires.** — Peu marqués.

7° **Troubles trophiques.** — *Pied de Friedreich :* pied bot équin, creux ; avec orteil en griffe, avec tendance à l'hyperextension, surtout le gros orteil.

Atrophie musculaire.— Déviation rachidienne : scoliose ou lordose.

Formes cliniques. — *Hérédoataxie cérébelleuse*, distraite par Marie de la maladie de Friedreich : mêmes symptômes, avec exagération des réflexes, phénomènes spasmodiques et troubles visuels, mais sans pied bot.

Évolution de la maladie. — *Début :* soit par l'hyperextension du gros orteil, soit par les troubles la démarche, soit par les troubles de la station.

Période d'état : au bout de cinq à dix ans : le malade est confiné au lit.

Durée : 10 à 20 ans.

Terminaison : guérison rare. L'affection est essentiellement progressive; rares sont les rémissions et les régressions.

Diagnostic. — Le *tabes* a une incoordination moins ample et moins brusque, surtout dans les membres inférieurs. Il n'y a pas d'instabilité choréiforme, pas de nystagmus. En revanche, des troubles pupillaires, des troubles des organes des sens, des troubles de la sensibilité, des troubles trophiques marqués.

La *sclérose en plaques* est spéciale par sa démarche cérébello-spasmodique et par les paralysies oculaires et le nystagmus.

La *chorée* pourra simuler l'instabilité choréiforme de Friedreich.

Traitement. — Il ne peut être que symptomatique.

XII. — SCLÉROSES COMBINÉES

On décrit les scléroses combinées après le tabes dorsalis. En effet, les lésions des scléroses combinées sont celles du tabes, plus des lésions d'une partie des cordons latéraux ; les symptômes des scléroses combinées sont ceux du tabes, plus les symptômes spasmodiques des scléroses latérales.

Pathogénie. — Comment expliquer cette entité anatomique ?

1° *Théorie vasculaire* (Marie). — Les artères spinales postérieures assurent la vascularisation des cordons postérieurs et d'une partie des cordons latéraux ; la circulation du reste de la moelle est assurée par l'artère spinale antérieure et les spinales latérales. Les scléroses combinées semblent donc sous la dépendance de lésions vasculaires du système spinal postérieur.

2° *Théorie de Westphal-Kahler et Pick-Strümpell.* — Ce sont plusieurs scléroses systématiques associées.

3° *Théorie de Grasset.* — C'est une myélite mixte, systématisée dans le cordon postérieur, diffuse dans le cordon latéral.

4° *Théorie de Ballet et Minor.* — Ce sont des myélites diffuses pseudosystématiques, parfois sous la dépendance de lésions vasculaires, parfois sous la dépendance d'une méningite chronique.

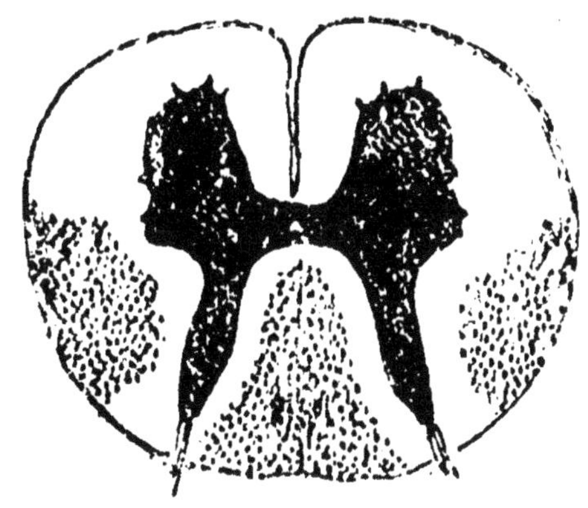

Fig. 22. — Sclérose combinée. Cas de Strümpell. Moelle cervicale.

ANATOMIE PATHOLOGIQUE. — 1° *Cordons postérieurs.* — Faisceaux de Goll dégénérés, faisceaux de Burdach altérés plus légèrement, surtout à la région dorsale.

2° *Cordons latéraux.* — Le faisceau pyramidal croisé est atteint dans sa partie antéro-externe, au niveau de la région dorsale et lombaire surtout.

3° *Faisceaux cérébelleux direct et antérolatéral de Gowers.* — Altérés, surtout le premier (fig. 22 et 23).

4° *Substance grise.* — Elle est peu ou pas altérée.

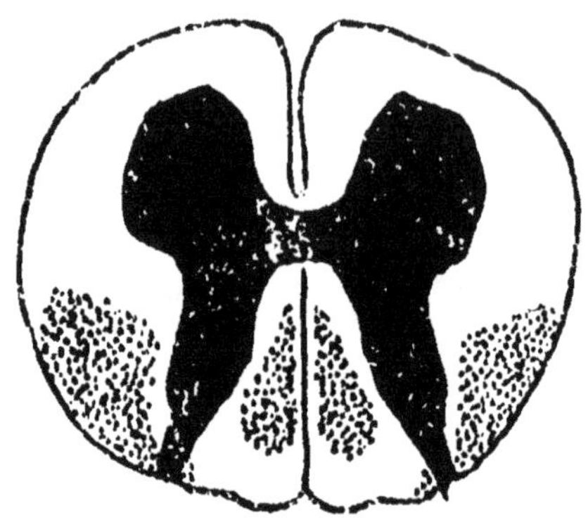

Fig. 23. — Sclérose combinée, Cas de Strümpell. Moelle lombaire.

Symptômes. — **I. Symptômes de nature tabétique.** — 1° Troubles de la sensibilité : Douleurs fulgurantes, surtout lombaires et sacrées, anesthésies, paresthésies, troubles oculaires.

2° Troubles de l'incoordination : maladresse des mouvements, troubles de la démarche. Signe de Romberg.

3° Troubles viscéraux : de la miction, de l'appareil génital, troubles gastriques.

4° Abolition des réflexes rotuliens.

II. Symptômes de nature spasmodique. — Contracture. Démarche spasmodique. Clonus du pied. Exagération des réflexes.

Évolution. — *Début* par les symptômes d'ataxie, auxquels se joignent bientôt les phénomènes spasmodiques, donnant à la démarche le caractère *tabéto-spasmodique*, « progressive spastic ataxia » de Dana.

Marche lente et chronique, aboutissant à une paraplégie complète. Durée extrêmement longue sans tendance à la guérison.

Terminaison. — Mort par affection intercurrente ou par le décubitus (fièvre urineuse, escarres).

Diagnostic. — Suivant l'aspect clinique de la sclérose combinée, on la confondra avec le tabes ou avec une paraplégie spasmodique.

1° *Diagnostic avec le tabes.* — Dans le tabes, il n'y aura pas d'exagération des réflexes, peu ou pas de paralysies des membres inférieures ; — il y aura au contraire des troubles oculaires, des douleurs très marquées dans les membres inférieurs.

2° *Diagnostic avec les paraplégies spasmodiques.*

α) *de la sclérose latérale amyotrophique.* — Cette affection présente de plus l'atrophie musculaire.

β) *de la myélite diffuse transverse.* — Il n'y a pas d'incoordination motrice ; les troubles sont limités très exactement à la région sous-jacente à la lésion transversale de la moelle, ils ont peu de tendance à l'extension.

γ) *de la sclérose en plaques.* — On trouvera le nystagmus, le tremblement, les troubles de la parole associés à la démarche spasmodique.

Traitement. — Quoique l'étiologie de cette affection soit inconnue, il n'est pas impossible qu'un certain nombre de cas aient une origine syphilitique : on instituera le traitement spécifique.

Autres moyens thérapeutiques : révulsion le long de la colonne vertébrale, seigle ergoté.

XIII. — SCLÉROSE EN PLAQUES

La sclérose en plaques date des travaux de Charcot et de Vulpian (1866).

Étiologie. — Affection assez fréquente, s'observant surtout chez l'homme, entre *vingt et trente ans*, dans quelques cas chez les enfants.

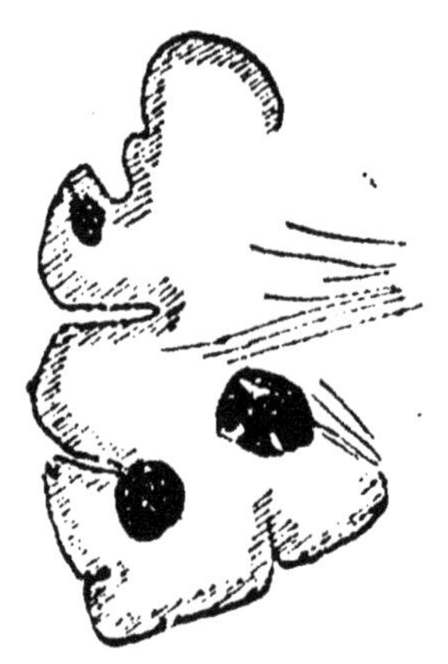

Fig. 24. — Sclérose en plaques. 3 foyers intra-cérébraux (d'après P. Marie)

« La sclérose en plaques est dans un rapport étroit de causalité avec les maladies infectieuses » (Marie). Elle apparaît pendant la convalescence d'une maladie, comme la *fièvre typhoïde*, la *pneumonie*, l'impaludisme, les fièvres éruptives, etc. Elle est alors vraisemblablement le résultat des infections secondaires.

Anatomie pathologique. — Le nom donné à cette affection indique la nature même des lésions : on trouve des plaques, des îlots de sclérose, disséminés dans les centres nerveux (fig. 24 et 25), quelquefois sur les racines et sur les nerfs périphériques.

1° *Anatomie macroscopique.*— Les méninges sont intactes; les plaques apparaissent sous forme d'îlots de coloration gris rose ou ardoise, de consis-

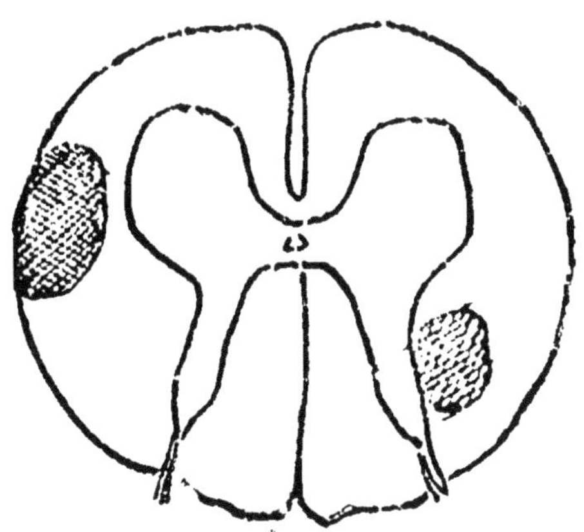

Fig. 25. — Sclérose en plaques
Deux foyers sur une coupe de moelle

tance d'autant plus grande que les plaques sont plus grosses.

2° *Anatomie microscopique.* — La plaque a un aspect à l'emporte-pièce, nettement limitée : c'est un type de sclérose en foyers.

On y trouve :

α) un feutrage serré de tissu névroglique ;

β) des corps granuleux réfringents ou noirs;

γ) la destruction des gaines de myéline;

δ) la *conservation des cylindres-axes;* ce détail est capital et explique l'absence de contracture permanente et la possibilité des rémissions au cours de cette maladie.

Au centre de la plaque, on trouve souvent un

vaisseau dont la tunique externe est enflammée, dont les gaînes périvasculaires sont dilatées. Il semble donc que le vaisseau soit le point de départ de la sclérose, qu'il y ait un agent pathogène circulant dans les vaisseaux, ou qu'il y ait eu embolie.

On devra distinguer ces scléroses en plaques limitées des scléroses multiloculaires diffuses, qui n'ont point l'aspect à l'emporte-pièce et qui s'accompagnent de destruction des cylindres-axes. Cette distinction se retrouvera du reste en clinique, car ces scléroses diffuses ont une étiologie et une symptomatologie différentes de celles de la sclérose en plaques.

SYMPTÔMES. — **I. Symptômes spinaux.** — 1°) *Troubles moteurs.* — *a*) *Démarche :* elle peut être spasmodique, cérébelleuse ou cérébello-spasmodique.

Spasmodique : elle est caractérisée par la raideur des jambes, qui restent collées au sol, le malade s'élevant sur la pointe du pied qu'il traîne sur le sol, avec clonus.

Cérébelleuse : elle est caractérisée par les mouvements titubants et irréguliers.

Cérébellospasmodique : à la démarche titubante s'associe la raideur, le clonus du pied.

b) *Parésie spasmodique* des membres supérieurs, ou *hémiplégie* avec toutes ses variétés, intéressant ou respectant le facial, hémiplégie alterne.

c) *Tremblement* intentionnel, exagéré pendant les mouvements volontaires, surtout dans les mouvements étendus, exagéré encore par l'émotion. (Épreuve classique : la main qui porte un verre à la bouche est agitée d'un tremblement d'autant plus intense que le verre s'approche de la bouche). Ce tremblement est de rythme moyen : 6 1/2 à 7 1/2 par seconde. Il peut être uni ou bilatéral. Il donne à l'écriture un aspect caractéristique.

2° *Troubles sensitifs.* — Règle générale : les troubles sensitifs ne font pas partie du tableau clinique de la sclérose en plaques (Charcot). A cette règle on doit signaler parfois des exceptions.

Sensibilité spéciale : la vue est la plus atteinte.

Nystagmus horizontal, apparaissant spontanément ou quand on fait faire à l'œil des mouvements forcés. — Il existe quelquefois un nystagmus vertical ou des mouvements nystagmiformes, liés à un état parétique de la musculature oculaire.

Paralysies oculaires partielles ou totales : *ophtalmoplégies externes* ou paralysies des mouvements associés dans les deux yeux. *Myosis* avec conservation du réflexe à la lumière.

Papille altérée incomplètement ou complètement (véritable névrite optique).

Troubles de la vision, quelquefois très marqués proportionnellement aux lésions de la papille. Rétrécissement du champ visuel, dyschromatopsie, diminution de l'acuité visuelle).

3° *Troubles viscéraux et trophiques*, très rares et non comparables à ceux du tabes.

II. Symptômes bulbaires. — Tremblement de la langue, troubles de la mastication et de la déglutition, glycosurie et polyurie.

III. Symptômes cérébraux. — *Parole* : nécessitant « les préparatifs du discours » (Marie), puis lente, scandée, spasmodique, monotone.

Vertiges.

Troubles intellectuels : affaissement intellectuel et quelquefois rire spasmodique.

Attaques apoplectiformes, accompagnées d'élévation de la température.

ÉVOLUTION. — *Début* : 1° *brusque* par hémiplégie, vertige ou troubles de la vue ;

2° *lent* et *progressif* par les troubles de la marche, de la parole.

Marche chronique, mais progressive ou rémittente ou à aggravations brusques.

Terminaison par la guérison ou par la mort (attaque apoplectiforme, gâtisme).

Durée, variable de 1 à 20 ans.

PRONOSTIC. — Variable.

DIAGNOSTIC. — 1° *Le tableau clinique est au complet* (forme typique). — *La maladie de Friedreich*, surtout dans la forme hérédoataxie cérébelleuse, présente un certain nombre de symptômes communs avec la sclérose en plaques, mais elle en diffère par les phénomènes flaccides, par l'instabilité choréiforme et l'absence de paralysies oculaires.

L'hystérie peut créer un « syndrome simulateur ». On devra rechercher les stigmates : anesthésie, zones hystérogènes, attaques, troubles sensoriels.

2° *Le tableau clinique est fruste*. — *a*) *On a l'impression d'un tremblement*. Eliminer :

α). *Maladie de Parkinson* : tremblement à

l'état de repos peu rapide : 4 à 5 oscillations; imitant aux doigts le filage de la laine, la confection de boulettes de pain ; produisant aux lèvres un marmottement tout spécial.

β) *Tremblement de la chorée :* mouvements contradictoires, d'aspect extérieur caractéristique.

γ) *Tremblement mercuriel*, assez analogue à celui de la sclérose en plaques, mais ne disparaissant au repos que d'une façon rémittente.

δ) *Tremblement de la maladie de Basedow*, rapide (8 ou 10 oscillations) et dépendant de la trépidation de tout le membre.

b) *On a l'impression de troubles de la démarche*. Ce pourrait être :

α) *Une démarche spasmodique pure* à la suite d'une *compression de la moelle*, d'une *myélite transverse*. Il y aurait alors des troubles sphinctériens.

β) *Une démarche tabétospasmodique* par *sclérose combinée*. Il y aurait des symptômes tabétiques et des troubles oculaires.

γ) *Une démarche cérébelleuse*, liée à une tumeur du cervelet.

δ) *Une démarche ataxique*, différente d'aspect et liée à des troubles viscéraux.

c) *On a l'impression des troubles de la parole*. Penser à ceux de la *paralysie générale*, dans lesquels il y a répétition des syllabes, achoppement et bredouillement.

d) On a l'impression *d'une titubation avec ou sans nystagmus et névrite optique :* on croira à une tumeur cérébrale, qui présenterait en plus des vomissements et de la céphalalgie.

c) On a l'impression *d'un syndrome apoplectique :* on pourrait croire à une *lésion cérébrale en foyer :* ce n'est que l'évolution des symptômes qui permettra un diagnostic.

TRAITEMENT. — 1° De *la cause*. — On agira sur l'infection par les antiseptiques internes.

2°) Du *processus de sclérose*. — Iodure de potassium et de sodium.

XIV. — SYRINGOMYÉLIE

Affection dont les lésions anatomiques avaient été vues par Charcot et Joffroy, mais dont la clinique ne date que de Kahler et Schultze (1882).

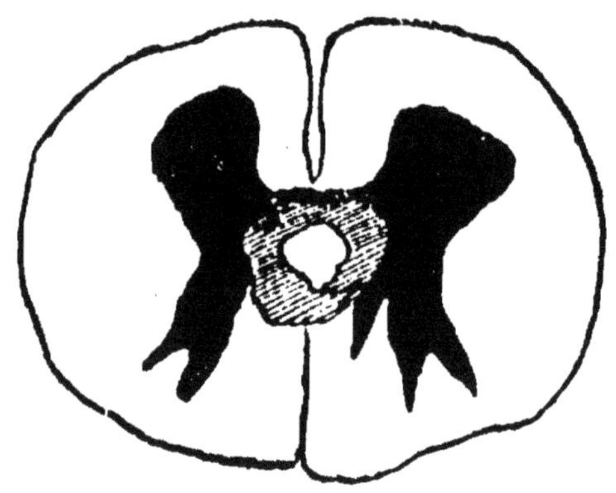

Fig. 26. — Syringomyélie.

ANATOMIE PATHOLOGIQUE. — *Aspect microscopique*. — Moelle aplatie, rubanée, de consistance fluctuante. Quelquefois extérieurement, on ne note rien, à la coupe, on trouve une cavité arrondie ou elliptique, siégeant au niveau de la moelle cervico-dorsale, située sur une coupe de moelle au niveau de la substance grise de la commissure postérieure et s'étendant vers les cornes antérieure et postérieure respectant les cordons, mais intéressant les cordons latéraux et postérieurs, cavité indépendante de la cavité épendymaire, contenant un liquide clair (fig. 26).

Aspect microscopique. — C'est une néoformation gliomateuse, soit gliome simple, ou gliosarcome télangiectasique, dont les éléments se tassent ou dont les éléments se ramollissent pour constituer la cavité.

SYMPTÔMES. — 1° *Symptômes caractéristiques.* — Syndrome syringomyélique : ce sont les symptômes dérivant des lésions de la substance grise de la moelle.

A. *Atrophie musculaire :* débutant par la forme Aran-Duchenne (main de singe, griffe interosseuse), soit symétriquement, soit asymétriquement. Extension au reste du membre supérieur, aux muscles du tronc, aux membres inférieurs, comme dans l'atrophie musculaire progressive, respectant la face. Atrophie accompagnée de tremblements fibrillaires, de réaction électrique de dégénérescence.

B. *Dissociation de la sensibilité*, caractérisée par la perte de la sensibilité à la température et de la sensibilité à la douleur, avec conservation de la sensibilité tactile.

α) *Thermoanesthésie. Caractères :* peut être absolue, ou bien incomplète (la sensibilité est diminuée et devra être appréciée à l'esthésiomètre), peut être intervertie (une douce chaleur est sentie comme une brûlure ; ou bien le chaud est pris pour le froid ou inversement).

Siège : rarement hémiplégique, jamais généralisé, reste limitée à des segments en forme de gant, de bas, de manche, de jambe de pantalon.

β) *Analgésie*, permettant quelquefois d'ouvrir des abcès sans douleur, superposable à la thermoanesthésie.

γ) *Conservation de la sensibilité tactile*, pas toujours complète, il est possible de trouver l'hypoesthésie.

δ) *Troubles trophiques et vasomoteurs.*

Peau : fissures, phlyctènes, gangrène ou aspect lisse : *glossyskin*. Altération des ongles et de leur matrice.

Tissu cellulaire : panaris, phlegmon, ou maux perforants, œdèmes ou pseudoœdèmes (*main succulente* de Marinesco).

Articulations : arthropathies semblables aux arthropathies tabétiques : signe très important.

Os : fractures spontanées — ou fractures de consolidation difficile. *Chiromégalie* (Charcot, Brissaud), consistant en une hypertrophie du squelette de la main). *Scoliose*, très fréquente, quelquefois peu marquée ou associée à la lordose ou cyphose.

Troubles vasomoteurs : dermographisme, sensation de refroidissement, avec teinte cyanique de la peau ; hyperidroses, retard de la réaction sudorale (Déjerine).

2° *Symptômes rares.* — Contracture, exagération des réflexes tendineux, troubles sphinctériens.

Troubles sensitifs ou symptômes tabétiques.

Troubles génitaux.

Troubles oculopupillaires : nystagmus, inégalité pupillaire, etc.

Troubles bulbaires : déglutition, phonation, altérations du goût, paralysie faciale, etc.

MARCHE. — Essentiellement chronique, quelquefois avec poussées.

TERMINAISON. — Par affection intercurrente ou par cachexie, eschares.

PRONOSTIC. — Très grave ; la maladie se termine d'une façon constante par la mort, mais quelquefois au bout de quarante ans.

FORMES CLINIQUES. — **1° Formes répondant à des types anatomiques.**

Forme gliomateuse, début juvénile, évolution progressive, avec ictus apoplectiformes ;

Forme myélitique, début tardif, reste plus stationnaire.

2° Formes atypiques.

α) *Maladie de Morvan*, parésie analgésique, avec panaris des extrémités supérieures : analgésie, amyotrophie, panaris successifs, multiples avec phlyctènes, arthropathies.

β) *Forme simulant la maladie de Duchenne-Aran.*

γ) *Forme simulant la sclérose latérale amyotrophique.*

δ) *Forme latente.*

3° Formes associées :

à l'hystérie : coexistence de la dissociation syringomyélique et de l'anesthésie totale.

A la maladie de Basedow, à la pachyméningite cervicale hypertrophique, à la paralysie générale, à la pellagre.

DIAGNOSTIC. — 1° On a l'impression d'une *atrophie musculaire*. On pourra croire à :

l'atrophie musculaire de Duchenne-Aran, mais il n'y a dans ce cas aucun trouble de la sensibilité,

la *sclérose latérale amyotrophique*, qui a une évolution rapide, avec phénomènes spasmodiques, mais sans troubles sensitifs,

une *myopathie* familiale, à localisation spéciale,

la *pachyméningite cervicale hypertrophique*, qui ne présente aucun trouble de la sensibilité.

2° On a l'impression de *troubles sensitifs;* on croit alors au *tabes*, qui présente des troubles oculaires et des troubles vésicaux qu'on ne trouve pas dans la syringomyélie.

3° On a l'impression de *troubles trophiques;* on pourra alors croire à :

l'*acromégalie*, en face d'une chiromégalie syringomyélique.

A la *sclérodermie ou à la lèpre;* dans ce dernier cas, le diagnostic clinique est difficile, certains auteurs prétendent qu'il y a identité entre les deux affections. On ne pourra se baser que sur l'existence de plaques lépreuses ou sur les cicatrices.

4° On a l'impression d'un syndrome syringomyélique complet : atrophie musculaire, dissociation de la sensibilité, troubles trophiques. On peut avoir affaire :

à l'*hématomyélie*, dont le caractère propre est le début brusque,

à une *névrite périphérique*, qui s'accompagne de douleurs, de troubles sensitifs, suivant le trajet d'un nerf, et d'amyotrophies différentes de siège suivant la cause (saturnisme, alcoolisme).

Enfin l'*hystérie* pourra simuler la syringomyélie, comme elle pourra l'accompagner. On se fondera sur les troubles sensoriels, sur les attaques, sur la curabilité des accidents et sur l'influence favorable de la suggestion et des esthésiogènes.

Étiologie. — Elle est absolument obscure. L'hérédité névropathique ne joue aucun rôle et cependant on a signalé une syringomyélie familiale (Verhoogen). Les professions manuelles semblent y prédisposer. Les causes déterminantes qui ont été signalées sont : le froid, les traumatismes, le surmenage, — enfin les infections et en particulier la syphilis.

Traitement. — 1° Iodure de potassium, toniques.

2° Révulsion le long de la colonne vertébrale.

3° Antisepsie des ulcérations et panaris.

En cas de nécessité seulement, intervenir chirurgicalement.

XV. — SYPHILIS MÉDULLAIRE

Étiologie. — Affection assez rare. Le cerveau est souvent atteint en même temps que la moelle. La syphilis acquise paraît la seule en cause; deux à huit ans après le début du chancre.

Anatomie pathologique. — Trois sortes de lésions peuvent être groupées : méningite spinale et méningomyélite, gommes spinales, artérite médullaire.

A. *Méningite spinale, méningomyélite.* — Il

y a épaississement des méninges et soudure des méninges entre elles et avec la dure-mère. La moelle est altérée ; les vaisseaux sont altérés, leurs lésions sont diffuses : il y a ramollissement ischémique. Il y a aussi compression. Lésions surtout marquées à la région cervicale.

B. *Gommes spinales.* — Rares, plus souvent multiples que solitaires.

C. *Artérite médullaire syphilitique.* — Elle peut exister sans qu'il y ait lésions des méninges.

Symptômes. — **A. Méningite spinale syphilitique.** — Rachialgie intense surtout la nuit, parésie, troubles trophiques sans fièvre. Quand elle existe à la région cervicale, elle simule la pachyméningite cervicale hypertrophique.

B. Méningomyélite. — *Phase prodromique.* — Méningite spinale ; symptômes cérébraux.

Phase d'état. — Paraplégies. Sensibilité altérée. Syndrome de Brown Séquard. Réflexes exagérés. Troubles sphinctériens.

Evolution. — Elle présente des rémissions, des variations d'intensité. Le traitement amène la cessation des douleurs, et l'amélioration, mais la précision complète est rare. Souvent elle passe à l'état de paralysie spasmodique chronique.

C. Paralysie spinale syphilitique d'Erb. — Elle semble cliniquement une affection primitivement médullaire sans troubles méningés prémonitoires. Douleurs peu marquées. Sensation de brisement et de fatigue dans les jambes.

Rigidité spasmodique des membres inférieurs, sans qu'il y ait de paralysie. C'est le type le plus complet de la démarche spasmodique.

Le pronostic n'est pas grave et le traitement amène la guérison.

D. Myélite aiguë (par ramollissement). — La nature syphilitique n'est pas sûrement établie. On a pu noter toutefois jusqu'ici la coïncidence des deux phénomènes.

Début rapide, quelquefois apoplectiforme.

Paraplégie avec troubles des sphincters. Anesthésie. Eschares et troubles trophiques.

Pronostic fatal. Mort en 4 à 8 semaines.

E. Formes cérébro-spinales et pseudotabes syphilitique.

Diagnostic. — La syphilis médullaire peut simuler la *myélite aiguë*, la *myélite transverse;* il faut, dans ces cas, se baser sur la coexistence d'accidents syphilitiques antérieurs et sur la coexistence d'accidents cérébraux.

Dans d'autres cas, la syphilis peut simuler le *tabes dorsal spasmodique* ou la *sclérose en plaques* au début(exemple par la démarche spasmodique).

Dans ce cas, il faut toujours penser à la syphilis. C'est la seule façon de faire le diagnostic.

Traitement. — Il doit être précoce : les accidents du début disparaissent rapidement en effet. Le traitement n'a plus d'action précise, il y a désorganisation des fibres nerveuses.

Il doit être intensif : frictions, injections d'huile grise, de calomel, de biodures, etc., etc. KI à hautes doses.

XVI. — COMPRESSION DE LA MOELLE

Deux grandes variétés de compressions de la moelle : compression lente, compression brusque.

I. — Compression lente

Etiologie. — On peut ranger en trois groupes les causes de la compression lente :

1° Tumeurs de la moelle elle-même : gliomes, tubercules, gommes syphilitiques.

2° Tumeurs des enveloppes et des parties voisines : sarcomes, kyste hydatique, carcinome, abcès.

3° Tumeurs vertébrales (cause la plus importante) le plus souvent :

α) le *mal de Pott*, non par compression, mais par pachyméningite externe ;

β) le *cancer vertébral*, qui agit, lui, par sa courbure et la compression des racines nerveuses.

Pathogénie. — Suivant Rosenbach et Schtscherback, la compression de la moelle amène dilatation des vaisseaux et des espaces périvasculaires : d'où action mécanique sur la moelle et troubles de sa nutrition.

Anatomie pathologique. — Plusieurs cas :

1° On ne trouve aucune lésion : les symptômes sont dus à des phénomènes purement mécaniques de compression : on observe ces faits, non seulement dans les paraplégies récentes, mais encore dans celles qui datent de plusieurs mois.

2° A un degré plus avancé, il y a *ramollissement nécrobiotique :* les cylindres-axes sont en voie de destruction.

3° A un stade plus avancé, *sclérose névroglique et interstitielle :* d'où myélite tranverse, avec sclérose ascendante pour les cordons postérieurs et descendante pour les cordons latéraux.

SYMPTÔMES. — **I. Compression de la moelle dorsale.** — 1° *Période prodromique.* — *Pseudo-névralgies,* suivant le trajet des nerfs crural, brachial, intercostal, survenant par crises, mais aussi permanentes, avec hypéresthésie des téguments et importence fonctionnelle douloureuse (Mobius).

2° *Période de paralysie flaccide.* — Membres inférieurs flasques, tombants, la pointe des pieds basse, impotence fonctionnelle de plus en plus accentuée.

Réflexes abolis ; peut rester flasque par section complète de la moelle transversalement.

Terminaison : guérison exceptionnelle, mais possible. Mort par infection urinaire, eschare sacrée ou phtisie.

II. Compression de la moelle cervicale. — Période prodromique habituelle. Paralysie des quatre membres.

Symptômes spéciaux de compression cervicale :

α) syndrome syringomyélique dans les cas de tumeurs intraspinale ;

β) troubles oculopupillaires, toux et dyspnée, vomissements répétés, attaques épileptiformes, ralentissement du pouls.

III. Compression dorsolombaire. — Douleurs abdominales et crurales. Paraplégie flasque. Troubles des sphincters.

IV. Compression du renflement lombaire et de la queue de cheval. — 1° *Au niveau de la première lombaire ou au-dessus,* — il y a troubles de la miction et de la défécation : rétention d'urine et miction par regorgement le plus souvent.

Sensibilité tardivement modifiée : fourmillement

et picotements, retard de la sensibilité, défaut de localisation, de dysesthésie ou hyperesthésie. Modifications de ces différentes modalités.

Troubles trophiques : pâleur, refroidissement des membres, éruptions diverses, arthrites, etc.

2° *Période de paralysie par contracture.* — Contracture par accès, puis permanente. Au début, soubresauts, crampes, exagération des réflexes, trépidation épileptoïde. Puis extension et consécutivement flexion des membres.

Evolution. — Elle n'est pas toujours caractérisée par la paraplégie flasque, suivie de contracture. La paraplégie débute par la paralysie des membres inférieurs, et est suivie de la paralysie des sphincters et des troubles de la sensibilité.

Au-dessous de la première lombaire, ce sont des paralysies radiculaires de la vessie ou d'un groupe de muscles.

V. Compression unilatérale de la moelle. — Elle donne lieu au syndrome de Brown Séquard : du côté correspondant à la lésion : hémiplégie spinale avec hyperesthésie, troubles trophiques.

Du côté opposé : anesthésie complète.

Donc au total : hémiplégie spinale, avec anesthésie croisée.

Diagnostic. — 1° *Diagnostic des paraplégies.* — Dans la période prodromique, les douleurs simulent une *sciatique double.*

A la période de paraplégie, on peut croire à une *polynévrite* alcoolique, à démarche de steppeur : intégrité des sphincters, douleurs à la pression des masses musculaires.

Le *tabes* ou les *scléroses combinées* simulent

les paraplégies : la démarche est spéciale, il y a des symptômes bulbaires.

La *myélite diffuse* est caractérisée par l'atrophie musculaire et la marche rapide.

La *paraplégie hystérique* débute après une attaque, s'accompagne d'hyperesthésie dorsale ; les réflexes sont intacts, il y a les stigmates de la névrose.

La *sclérose latérale amyotrophique* est caractérisée surtout par l'atrophie, par l'absence des troubles de la sensibilité et l'absence de troubles sphinctériens.

La *sclérose en plaques* est caractérisée par le tremblement intentionnel et la paraplégie spasmodique.

La *syringomyélie* peut être confondue avec la compression de la moelle cervicale.

2° *Diagnostic des paraplégies par compression.*

Les *abcès*, les *kystes*, les *anévrysmes* ne seront pas diagnosticables.

La *syphilis*, quand elle frappe la moelle, frappe le plus souvent le cerveau conjointement.

Restent les affections de la colonne vertébrale : *le cancer* survenant chez les vieux, souvent après un cancer de voisinage (rein ou œsophage), s'accompagnant de *paraplégie douloureuse* avec amaigrissement rapide, cachexie, adénopathie.

La *tuberculose* est caractérisée par les lésions pulmonaires, la déviation angulaire, les abcès par congestion.

2. — Compression brusque.

Etiologie. — α) Causes chirurgicales : traumatismes, amenant fractures ou luxations. — Affaiblissement des corps vertébraux par carie.

β) Causes médicales : ouverture de sacs kystiques, d'abcès, d'anévrysmes.

Symptômes. — 1° *Région dorsale* : paralysie complète, troubles sphinctériens.

Puis disparition des symptômes en 24 heures ou mort.

2° *Région cervicale* : troubles oculopupillaires, troubles de la respiration et de la circulation.

Mort presque instantanée, quand la compression existe au-dessus de la 3e vertèbre.

Diagnostic. — L'*hématorachis* est caractérisé par les convulsions tétaniques des extrémités inférieures, la contracture, l'exagération des réflexes.

L'*hématomyélie* a un début brusque, avec ultérieurement le syndrome syringomyélique.

La *commotion de la moelle* est caractérisée par la fréquence des accidents et leur prompte disparition.

Traitement. — Le seul traitement efficace est celui de la cause :

1° Réduction, puis application d'un corset de Sayre.

2° Trépanation du rachis et la minectomie.

III. — MALADIES DES MÉNINGES

I. — MÉNINGITE TUBERCULEUSE

Cette affection est la forme la plus fréquente d'envahissement des méninges (ou mieux de la pie-mère) par le bacille de Koch. Elle a été décrite pour la première fois d'une façon complète par Robert Whytt, en 1768, sous le nom d'*hydropisie des ventricules du cerveau;* elle porte son nom actuel, depuis Fabre et Constant, qui l'étudièrent en 1835.

ÉTIOLOGIE. — C'est une maladie relativement fréquente, et de beaucoup la plus commune de toutes les méningites.

Elle peut survenir à tous les âges, mais elle est tout à fait exceptionnelle chez le vieillard; elle est au contraire une affection de l'enfance, son maximum de fréquence se rencontrant entre 2 et 7 ans, au-dessous de 2 ans, elle est rare, et tout à fait exceptionnelle chez le nouveau-né. Le sexe ne semble pas avoir d'influence, non plus que le climat. Les grandes villes sont plus frappées à cause des mauvaises conditions hygiéniques. Elle se montre surtout en hiver et au printemps.

Les conditions de mode d'*infection* et de *terrain* sont très importantes à connaître.

En effet, la méningite survient presque toujours chez un individu porteur d'un foyer de tuberculose en quelque point de son organisme, mais en général resté latent, de sorte qu'elle paraît primitive.

Les méningites réellement primitives seraient dues soit à des cas d'adénopathie trachéo-bronchique, soit au passage par la lame criblée de l'ethmoïde de bacilles développés sur des polypes ou des végétations adénoïdes des fosses nasales.

L'infection se ferait par les lymphatiques, pour les lésions de l'oreille, de l'œil, du nez, du crâne et du rachis; par le sang, pour les foyers éloignés (arthrites, ostéites, entérites, lésions pulmonaires, etc.).

Les principales causes prédisposantes sont :

L'*hérédité névropathique* et *tuberculeuse;* ainsi, dans certaines familles, plusieurs enfants meurent successivement de méningite;

Les *mauvaises conditions hygiéniques* (air, lumière, alimentation);

La *débilitation par une maladie antérieure.*

Anatomie pathologique. — I. Les lésions anatomiques sont caractérisées par la présence de *granulations tuberculeuses*, disposées sur le trajet des vaisseaux, et accompagnées de *phénomènes inflammatoires banaux.*

Les lésions siègent presque exclusivement *à la base de l'encéphale.* Toute cette région est envahie par une infiltration purulente de coloration gris verdâtre, prédominant au niveau de l'hexagone, à la partie antérieure de la vallée sylvienne et noyant l'origine des nerfs crâniens. On distingue au milieu de l'exsudat des granulations miliaires demi-transparentes, ou des tubercules déjà jaunâtres, disposés sur le trajet des artères. Au microscope, on constate qu'elles occupent la gaîne lymphatique de ces vaisseaux.

L'écorce cérébrale peut présenter de petits *foyers de ramollissement superficiels*, ainsi que des *îlots hémorragiques*. Dans tous les cas, il y a *hydrocéphalie*, c'est-à-dire augmentation considérable du liquide céphalo-rachidien, qui s'écoule de l'incision de la dure-mère. C'est le phénomène qui avait le plus attiré l'attention des anciens médecins.

II. Dans certains cas, la méningite peut être localisée ; on peut alors trouver des plaques tuberculeuses en tel ou tel point, ainsi que de grands tubercules cérébraux. Mais ces lésions se traduisent autrement, par des symptômes de tumeur cérébrale.

Symptômes. — La méningite tuberculeuse se traduit par une série de symptômes dont aucun n'est pathognomonique. Mais leur groupement et leur succession en font un ensemble caractéristique.

Période prodromique. — Elle est plus ou moins longue, durant en général de quelques semaines à quelques mois. L'enfant jusqu'alors bien portant s'amaigrit, s'affaiblit, perd l'appétit, présente divers troubles digestifs, en un mot il *dépérit*, tandis que se montrent des *modifications de l'état cérébral*, paresse inaccoutumée, sauvagerie, tristesse, se traduisant souvent par le regard hostile dont on a voulu faire une caractéristique ; ou bien au contraire il y a exagération de l'affectivité et de l'émotivité ; parfois il y a diminution de la mémoire et de l'intelligence ; le sommeil est agité, — quelquefois on observe aussi de l'incertitude de la marche, des secousses musculaires, du mâchonnement.

Lorsque la fièvre apparaît, avec les grands symptômes, la maladie est constituée ; à partir de ce moment elle va présenter une évolution plus ou moins régulière, qu'on a divisée en trois grandes périodes : — 1° excitation, 2° oscillation, 3° paralysie.

Marfan fait remarquer qu'il ne faut pas vouloir donner à ces périodes de cadres précis, qu'elles peuvent empiéter l'une sur l'autre, et qu'il vaudrait mieux dire que :

La *1re période* ou d'invasion est caractérisée par des *phénomènes d'excitation cérébrale diffuse ;*

La 2e période est caractérisée par des *troubles basilaires.*

La 3e période, ou terminale, est caractérisée par des *phénomènes de paralysie* ou *d'asphyxie.*

Sous ces réserves, nous décrirons ces trois périodes.

1re Première période, Excitation. — Elle est caractérisée par l'apparition de la *fièvre* et du *trépied méningitique* (céphalalgie, vomissements, constipation), accompagnés ensuite d'un certain nombre de troubles moteurs et sensitifs.

La *fièvre* n'est jamais très élevée, en général, aux environs de 38°5, elle ne dépasse jamais 39°5 — elle affecte le type rémittent à exaspération vespérale, mais est toujours très irrégulière et subit comme le pouls des variations d'une heure à l'autre. — Celui-ci bat en général entre 100 et 120.

La *céphalalgie* est souvent un symptôme prodromique ; — elle s'exagère progressivement à mesure que la maladie se confirme, pour devenir très intense, lancinante ou gravative, arrachant des cris à l'enfant qui porte instinctivement les mains à son front.

Les *vomissements* ont les caractères des vomissements cérébraux, c'est-à-dire qu'ils sont faciles, sans nausées, sans efforts, en fusées, véritables régurgitations. — Ils surviennent en général après les repas, mais peuvent aussi se montrer à jeun.

La *constipation* est de règle, elle est extrêmement opiniâtre, résistant aux purgatifs les plus énergiques. — Bientôt le ventre se rétracte et prend l'aspect dit *en bateau*.

Dès ce moment le petit malade a un aspect particulier — il se tient dans son lit, placé en chien de fusil, le dos tourné à la lumière, la tête cachée sous ses couvertures, dans une sorte de torpeur; si on l'appelle, il répond par des grognements ; si on examine son visage, on constate que le regard est immobile et fixe, étonné ou hostile. — La parole est brève, inégale, souvent embarrassée.

Le sommeil n'est jamais complet et il y a presque toujours un délire tranquille ; interrompu de temps en temps par le *cri hydrencéphalique* de Coindet, sorte de plainte spontanée, très aiguë, prolongée, involontaire, et qui paraît résulter de l'excitation du bulbe.

Les *troubles de la motilité* se montrent en général peu après les grands symptômes sous forme de convulsions, de crises épileptiformes, nystagmus, clignotement des paupières, grincement des dents, mouvements de succion, soubresauts musculaires; — il y a souvent raideur de la nuque et du dos, on peut soulever l'enfant tout d'une pièce, — il peut y avoir aussi raideur des membres inférieurs, — les réflexes sont exagérés.

Les *troubles de la sensibilité* consistent en hyperesthésie cutanée, bien plus rarement anesthésie.

Comme *troubles vaso-moteurs*, on a signalé depuis longtemps le phénomène de la *raie méningitique*, qui n'a rien de pathognomonique, mais qui est constant dans cette affection. Pour le rechercher, on trace une raie avec l'ongle sur la peau de l'abdomen. Celle-ci apparaît d'abord blanche sur fond rose, puis ultéri ement rouge sur fond rose — et reste longte persistante.

Les *symptômes oculaires* sont arqués dès le début; en dehors des troubles moteurs (paralysies), on peut constater de l'inégalité pupillaire, du myosis ou de la mydriase, de la diminution des réflexes pupillaires, parfois de l'hémiopie. L'examen ophtalmoscopique peut quelquefois permettre de constater un tubercule choroïdien — souvent la stase papillaire est appréciable.

Les urines sont peu abondantes, mais non albumineuses; quelquefois la fonction urinaire est entièrement supprimée.

2e Période. Oscillation. — Elle apparaît environ au bout d'une semaine; pour certains auteurs, l'apparition du cri hydrencéphalique la caractériserait.

Ce qui est surtout frappant à cette période, c'est

la rémission des phénomènes d'excitation ; le calme semble renaître, l'enfant repose tranquille, il est somnolent, — aussi l'entourage se rassure.

C'est à cette période qu'on observe le phénomène de la *fièvre dissociée*, qui est presque constant. La température a un peu diminué, mais reste aux environs de 38 ou 38,5, tandis que le pouls bat lentement, aux environs de 60, quelquefois même encore moins vite.

Cependant l'enfant s'achemine vers la période de paralysie. Les phénomènes de compression de la base s'accentuent, c'est à ce moment que les paralysies oculaires, les troubles pupillaires sont le plus marqués.

Cette période peut durer de 2 jours à 5 ou 6.

3e Période : Paralysie. — Cette période terminale est marquée par la reprise des accidents.

La fièvre reprend, c'est-à-dire que la température remonte à 39 ou 40, pour atteindre quelquefois 41 et 42, au moment de la mort. Le pouls demeure ralenti et irrégulier, beaucoup plus longtemps, mais avant la mort il devient rapide (120 à 140), petit et irrégulier. Le délire reprend, ainsi que les mouvements convulsifs, puis se montrent des troubles de la respiration, qui devient irrégulière et peut présenter le type de Cheynes-Stokes. L'examen des membres peut laisser constater des paralysies de ceux-ci, enfin le coma survient, avec paralysie des sphincters et sueurs, les extrémités se refroidissent, tandis qu'au moment de la mort la température centrale est très élevée. Quelquefois la mort survient au milieu de convulsions généralisées.

Marche. Durée. Pronostic. — L'affection telle que nous venons de la décrire peut évoluer en un temps variable ; il est en général de deux à trois semaines, mais peut être plus rapide, ou dans d'autres cas plus long, avec des rémissions trompeuses, — c'est ainsi qu'après une 1re période, avec céphalée, fièvre, vomissements et constipation, l'enfant peut se remettre à ses jeux pendant quelques jours ou quelques semaines, mais la maladie reprendra bientôt qui emportera le malade.

Le pronostic est donc absolument fatal. On a cité quelques cas de guérison de la méningite tuberculeuse. Mais nombre d'auteurs prétendent qu'il s'agissait là d'erreurs de diagnostic. Théoriquement il n'est pas inacceptable qu'un individu puisse faire une poussée de granulations tuberculeuses sur ses méninges et s'en remettre, puisqu'on peut guérir spontanément d'une poussée de tuberculose sur le poumon ou sur tel autre organe.

Formes cliniques. — **Formes suivant l'âge.** — Elles dépendent surtout de l'âge et de l'état antérieur du sujet.

Dans la *première enfance*, la méningite est relativement rare — elle est toujours d'ailleurs difficile à reconnaître — évoluant très rapidement, débutant, sans période prodromique, par des convulsions, avec fièvre, bientôt suivies de troubles oculaires, battement des fontanelles et troubles de la déglutition, puis coma et mort.

Nous avons pris comme type la méningite de la *2e enfance*.

Chez l'*adulte*, la méningite tuberculeuse peut se présenter sous des aspects variés, elle peut simuler la fièvre typhoïde jusqu'au jour où se montrent les grands symptômes.

Chez le *vieillard*, elle est, comme toutes les maladies, atténuée sans réaction. Succédant le plus souvent à une tuberculose de date ancienne, elle conduit rapidement au coma et à la mort.

Méningite secondaire. — Elle se voit principalement à la période terminale de la tuberculose pulmonaire.

Chez un sujet déjà épuisé par la fièvre hectique et la diarrhée, la toux et la dyspnée cessent subitement, la constipation et les vomissements se montrent avec la céphalée — l'évolution aboutit à la mort en quelques jours, quelquefois après une période prolongée de coma, c'est la *forme comateuse*.

Dans la *forme délirante*, au contraire, les symptômes sont principalement cérébraux. Le malade peut être pris d'un véritable accès de manie, avec vociférations, ou idées de persécution — ce n'est qu'ensuite qu'apparaissent les vomissements, les troubles moteurs et sensitifs.

Forme cérébro-spinale. — Elle est caractérisée par des phénomènes d'irritation médullaire, contracture des muscles du dos et du tronc, douleurs rachidiennes, hyperesthésie cutanée, troubles vésicaux, parésie des membres inférieurs.

Méningites à prédominance sur la convexité. — Elles sont rares. Dans ces cas, les symptômes corticaux sont prédominants : délire, agitation, contractures, convulsions, céphalée.

Méningites partielles. — Nous les avons étudiées, avec les tumeurs cérébrales. Ajoutons qu'après une longue période de signes de tumeur, peuvent se montrer les signes de généralisation du processus tuberculeux aux méninges.

DIAGNOSTIC. — Se fondant sur un faisceau de symptômes évoluant d'une façon progressive, il est en général assez facile : on se base principalement sur la triade symptomatique, la fièvre rémittente, la raideur de la nuque, l'irrégularité du pouls, les convulsions, contractures et troubles intellectuels, enfin l'évolution en trois périodes plus ou moins nettement déterminées. La ponction lombaire de Quincke, d'une pratique très facile, est un excellent élément de diagnostic, car elle montre l'augmentation de pression du liquide céphalo-rachidien. MM. F. Bezançon et Griffon, en ensemençant de ce liquide sur le milieu gélose sang de lapin, ont pu obtenir des cultures de bacille de Koch.

Mais, dans certains cas, le diagnostic est au contraire difficile à établir. Ce sont les cas où une autre affection peut simuler la méningite tuberculeuse.

C'est ainsi que les phénomènes de méningisme peuvent être provoqués par un certain nombre d'affections.

a) Chez le nouveau-né.

Les *convulsions* et les *vomissements* sont des symptômes banaux; au contraire la méningite tuberculeuse est très rare.

Le *gastro-entérite infantile* peut donner des vomissements, puis de l'amaigrissement avec irrégularité du pouls et de la respiration, crises convulsives. — Mais la diarrhée et le ballonnement du ventre et la dépression des fontanelles empêcheront l'erreur.

Le *rachitisme* peut provoquer des phénomènes de méningisme, mais il suffira de faire l'examen du squelette.

Les *troubles de la dentition* peuvent également faire croire à des troubles méningés, mais l'évolution renseignera bientôt.

Les *hémorrhagies méningées*, malgré les phénomènes convulsifs ou paralytiques, se distinguent par l'absence de fièvre, — elles sont d'ailleurs presque toujours de cause obstétricale.

b) Chez l'enfant d'âge moyen.

L'*helminthiase* peut provoquer des phénomènes nerveux intenses, mais ils cèdent à l'administration de santonine.

L'*hystérie infantile* s'observe surtout après l'âge de 6 ans, elle peut simuler la méningite. Mais il n'y a pas de fièvre, et l'on trouvera en général des antécédents névropathiques.

Le *méningisme*, bien étudié par Dupré, peut s'observer dans toutes les pyrexies aiguës, — c'est l'évolution de celles-ci qui renseignera. — Telle est la *pseudo-méningite pneumonique*.

La *sclérose cérébrale infantile* peut débuter par des accidents aigus, mais elle prend bientôt une marche chronique et apyrétique.

La *méningite aiguë*, beaucoup moins fréquente chez l'enfant, relève en général d'une cause infectieuse, elle évolue beaucoup plus rapidement.

La *syphilis héréditaire* simule absolument, dans certains cas, la méningite tuberculeuse. On peut trouver réunis de la céphalée, des phénomènes d'excitation ou de paralysie, de l'irrégularité du pouls. — Mais la fièvre manque en général, l'évolution est plus lente, on peut retrouver des stigmates et des antécédents héréditaires ; — enfin l'action du traitement spécifique est miraculeuse.

c) Chez l'adulte :

C'est surtout avec la *méningite aiguë* que le diagnostic est à faire. — Mais celle-ci évolue plus rapidement, succédant presque toujours à une maladie infectieuse ou à une suppuration débutant plus brusquement. — L'existence d'une lésion tuberculeuse ancienne ou récente doit faire pencher en faveur de la même nature.

Plus rarement, l'affection peut être simulée par :

Les *tumeurs cérébrales*, qui ont une évolution chronique, en général sans fièvre.

La *fièvre typhoïde*; le séro-diagnostic permet aujourd'hui de trancher la question.

La *grippe*, qui peut donner des phénomènes de méningite, mais ceux-ci sont toujours transitoires.

On devra également éviter de confondre avec l'*impaludisme*, le *rhumatisme cérébral*, l'*urémie*, et les *accidents d'origine toxique*.

Traitement. — Il est malheureusement absolument impuissant. Au début de l'affection, alors que le diagnostic peut encore être douteux, on doit donner de la santonine pour le cas où il s'agirait d'helminthiase ; on doit également songer à la syphilis et donner du mercure, — ce qui se fait le plus souvent sous forme de calomel administré pendant 3 où 4 jours à doses fractionnées. — On peut également donner des frictions mercurielles et de l'iodure de potassium, mais seulement jusqu'au moment où le diagnostic est confirmé.

Le traitement chirurgical (trépanation, drainage

sous-arachnoïdien) n'a donné aucun résultat. La ponction lombaire, très importante pour le diagnostic, semble avoir une action favorable momentanée.

II. — MÉNINGITES AIGUES

On réunit dans la classe des méningites aiguës toutes les infections des méninges, ou mieux de la pie-mère, d'origine infectieuse diverse, mais se traduisant anatomiquement par la formation d'un exsudat purulent au niveau de la pie-mère, et cliniquement par un ensemble symptomatique assez constant, — malgré quelques variétés qui tiennent moins à la nature de l'agent pathogène qu'à la prédominance de l'inflammation sur tel ou tel point (base, convexité, etc.).

Étiologie. — Les méningites sont causées par le développement de microbes pathogènes. Ceux-ci peuvent y être amenés soit par *propagation directe* ou par *voie lymphatique*, lorsqu'il y a plaies ou suppuration du cuir chevelu et des cavités de la tête — fosses nasales, oreilles, orbites, sinus, etc., ou bien ils arrivent directement par le sang, c'est le cas des méningites en apparence primitives, ou succédant à une suppuration éloignée ou à une maladie infectieuse.

Presque toutes les suppurations et les infections peuvent donc se compliquer de méningite, mais ce sont surtout les plaies mêmes légères du cuir chevelu et de la face, les otites moyennes et plus souvent les affections de l'oreille externe, les suppurations orbitaires, enfin certaines maladies des fosses nasales et du pharynx, ainsi que, plus rarement, les suppurations quelconques d'un point éloigné de l'organisme.

Ce sont aussi les maladies générales aiguës : la pneumonie, la broncho-pneumonie, les infections urinaire et puerpérales, la septicémie, les infections secondaires de la grippe et des fièvres éruptives.

Au point de vue bactériologique, tous les microbes pathogènes peuvent causer la méningite, mais on rencontre surtout le pneumocoque, le streptocoque, le staphylocoque, à l'état pur ou associés, plus rarement le bacille d'Eberth, le coli-bacille, etc. On a aussi décrit un méningocoque, sorte de diplocoque encapsulé, qui se rencontre dans la méningite cérébro-spinale épidémique.

Anatomie pathologique. — Les lésions consistent en une infiltration séro-purulente généralisée de la pie-mère et des espaces sous-arachnoïdiens, avec dilatation des vaisseaux et congestion rosée de l'écorce.

Cette exsudation purulente est surtout abondante au niveau des vallées et des lacs sous-arachnoïdiens, on peut y trouver de véritables collections de pus crémeux, verdâtre ou jaunâtre. — Les plexus choroïdes et les toiles choroïdiennes sont également congestionnés.

Symptômes. — Les symptômes des méningites aiguës sont moins bien déterminables que ceux de la méningite tuberculeuse, à cause de leur rapide succession, l'évolution aboutissant en quelques jours à la mort.

On peut cependant les diviser en deux périodes.

1re Période, Excitation. — Le *début* peut

être variable et dépend de la maladie causale. Brusquement ou après une période prodromique plus ou moins longue, le malade est pris de fièvre élevée, en même temps que se montre le *trépied méningitique*.

La *fièvre* est toujours intense, la température monte à 40, quelquefois à 41 ou 42 degrés, le pouls, tendu, bat à 100 ou 110.

La *céphalalgie* est toujours extrêmement vive et arrache des cris au malade ; elle est rebelle à tout traitement.

Les *vomissements*, plus ou moins abondants, se font en fusée, sans nausées, comme tous les vomissements cérébraux.

La *constipation* les accompagne toujours, elle est absolue, rebelle, le ventre est *en bateau*.

Bientôt apparaissent des symptômes d'excitation corticale.

Délire plus ou moins aigu, agité, avec hallucination, *attaques convulsives* généralisées ou localisées, *contractures* prédominantes aux muscles de la nuque et du dos, parfois sur un membre.

Les *paralysies oculaires*, *troubles pupillaires*, indiquent également les troubles de la motricité. La sensibilité est moins atteinte cependant, on peut souvent noter de l'*hyperesthésie cutanée*, des troubles de la *vision* et de l'*audition*. Enfin, les troubles vaso-moteurs se traduisent par le phénomène de la raie méningitique.

Cette période peut durer de 1 à 3 jours, rarement plus ; puis les signes d'excitation disparaissent, alors l'état du malade se modifie.

2e Période, Paralysie. — Le délire a cessé

et a fait place à une prostration qui aboutira bientôt au coma.

Aux convulsions et contractures succèdent la *paralysie;* — les *pupilles se dilatent* et ne réagissent plus, l'*anesthésie* devient complète, tandis que la température monte encore (41-42°), le pouls tombe à 60 ou même 50, c'est la *fièvre dissociée;* puis le pouls devient irrégulier, petit, la respiration présente également des altérations dans son rythme et son intensité, enfin les extrémités se cyanosent et se refroidissent, les sphincters se relâchent, bientôt c'est le coma complet, puis la mort.

Évolution. Pronostic. — L'évolution, toujours rapide, peut, dans certains, cas être foudroyante; dans d'autres, au contraire, l'affection peut se prolonger 6 à 8 jours.

Le pronostic paraît absolument fatal, cependant on a cité quelques cas où le malade, après avoir présenté tous les signes de la méningite, s'était complètement rétabli. Dans certains cas aussi, après un début aigu, les symptômes s'amendent, pour faire place à la méningite chronique avec ses troubles persistants.

Formes cliniques. — **Méningite pneumococcique.** — Bien décrite par Netter, elle succède le plus souvent à une infection à pneumocoques, quelquefois elle est primitive.

Elle est caractérisée par son évolution très rapide avec prédominance de symptômes de la convexité, qui correspondent d'ailleurs aux lésions décelées à l'autopsie.

Méningites à streptocoques. — Elles sont moins bien isolées au point de vue étiologique et clinique; elles sont en général secondaires à une infection.

Méningite cérébro-spinale épidémique. — A évolution suraiguë, à symptômes médullaires toujours marqués, apparaissant sous forme de petites épidémies dans les casernes, les écoles, les agglomérations, a été rapportée par certains auteurs au *pneumoçoque*, pour d'autres au *méningocoque*.

Selon la localisation anatomique, il peut y avoir prédominance de certains symptômes; c'est ainsi qu'on décrit diverses formes de : *méningite de la base*, *de la convexité*, *unilatérales*, *circonscrites*.

Chez les jeunes enfants, la méningite évolue très rapidement, donnant lieu à des convulsions généralisées avec fièvre, suivies de mort en quelques heures.

Diagnostic. — Le diagnostic des méningites aiguës se base sur la constatation de fièvre, accompagnée du trépied méningitique et de phénomènes d'excitation corticale, auxquels succède ensuite une phase de paralysie et de coma, le tout évoluant beaucoup plus rapidement que dans la méningite tuberculeuse. Mais, dans certains cas, le diagnostic est difficile.

Nombre d'affections peuvent donner un syndrome analogue à la méningite aiguë, mais un examen attentif permettra de les reconnaître, nous n'avons donc qu'à citer l'*urémie*, le *delirium tremens*, le *rhumatisme cérébral*, certains cas de *tumeurs cérébrales*, et, chez les jeunes enfants, les *hémorragies méningées*, la *sclérose-cérébrale* à sa période aiguë, la *gastro-entérite*, les accidents de la *dentition*.

Plus difficile est parfois de reconnaître l'*helminthiase*, l'*hystérie*, la *syphilis héréditaire*.

Les pyrexies aiguës, surtout chez l'enfant, peuvent donner lieu à des phénomènes de *méningisme*, bien étudiés par Dupré ; — ce sont principalement la *pneumonie*, les *fièvres éruptives* ; — dans ces cas, l'évolution peut seule trancher le diagnostic.

Chez l'adulte, on peut observer le méningisme dans la *grippe*, l'*impaludisme*, la *fièvre typhoïde* (pour ce dernier cas, le séro-diagnostic peut rendre de grands services).

Le diagnostic avec la *méningite tuberculeuse* a été étudié à propos de cette question.

Quant au diagnostic de la variété bactériologique, il peut quelquefois être fait par l'ensemencement du liquide retiré par ponction lombaire.

TRAITEMENT. — Il est malheureusement à peu près impuissant.

On devra se contenter d'un traitement symptomatique. Contre les convulsions, on pourra donner des calmants : opium, bromure, chloral ; — contre la fièvre, on pourra donner de l'antipyrine ou même instituer la balnéation froide.

Dans certains cas, cette dernière médication, accompagnée de révulsion énergique, aurait pu enrayer une méningite pneumococcique, mais on ne possède aucune preuve à l'appui de cette assertion.

Peut-être le sérum *antipneumococcique* pourra-t-il, dans quelques années, arrêter le développement de l'affection.

III. — MÉNINGITES CÉRÉBRALES CHRONIQUES

On entend sous ce nom toutes les affections chroniques des méninges aboutissant à des modifications de leur structure, de leur épaisseur et de leur vascularisation. De nombreuses affections peuvent donc les causer en dehors de la *syphilis cérébrale* et de la *paralysie générale*, qui sont étudiées dans des chapitres spéciaux.

Étiologie. — Toutes les infections des méninges peuvent les causer, mais on les observe surtout comme manifestations de la syphilis, de l'alcoolisme et de la tuberculose.

Anatomie pathologique. — Les lésions siègent principalement sur la dure-mère et l'arachnoïde pariétale. — Ce sont le plus souvent des épaississements fibreux en plaques, dans la syphilis; un épaississement plus diffus, avec néoformations vasculaires et raptus hémorragiques, dans l'alcoolisme.

Symptômes. — Ils sont difficiles à préciser, car ils sont vagues et accompagnent le plus souvent un complexus symptomatique de lésions cérébrales ou autres.

Il y a le plus souvent de la *céphalalgie*, des symptômes de *compression cérébrale*, de la diminution de l'intelligence et parfois des *attaques convulsives* — indiquant l'excitation corticale. — On peut voir apparaître un ictus apoplectique avec convulsions unilatérales, lorsqu'il se fait une hémorragie méningée chez un alcoolique. —

Parfois il y a aussi des symptômes basilaires, comme dans la méningite tuberculeuse.

La terminaison se fait le plus souvent, au bout d'un temps plus ou moins long, par hémorragie mortelle.

Diagnostic.— Il est à peu près impossible, étant donné le peu de netteté des symptômes, et ne se fait guère qu'à l'autopsie.

Traitement. — Dans tous les cas, en présence de phénomènes cérébraux, on doit, chez un syphilitique de date plus ou moins ancienne, instituer le traitement qui peut donner d'excellents résultats.

S'il s'agit d'un alcoolique, seul le régime sans alcool peut arrêter la progression des accidents.

IV. — HÉMORRAGIES MÉNINGÉES

Nous n'avons pas ici à nous occuper des hémorragies se faisant entre la dure-mère et le crâne, ce sont des complications d'affections chirurgicales du crâne.

Nous étudierons seulement les hémorragies *sous-dure-mériennes* et celles qui se font *sous l'arachnoïde*, ou enfin dans l'*épaisseur même de l'arachnoïde*.

Étiologie. — Ces hémorragies peuvent être *primitives* et se faire au cours de l'accouchement par suite de dystocie ou d'application de forceps; ce sont les *hémorragies obstétricales*.

Elles peuvent aussi se faire par traumatisme crânien chez l'enfant et l'adulte.

Secondaires, elles sont dues à des ruptures vasculaires se faisant soit par rupture de vaisseaux normaux dans laquelle la pression intra-cérébrale se trouve momentanément augmentée (chez l'enfant, par la toux dans la coqueluche, chez l'adulte, par les efforts de toux, la congestion cérébrale des maladies cardiaques), soit au cours de maladies hémorragipares : fièvre typhoïde, paludisme, pyrexies aiguës, leucémie, scorbut, soit enfin par suite d'altérations méningées avec néoformations vasculaires (méningites chroniques syphilitiques et alcooliques, paralysie générale, tumeurs cérébrales).

Anatomie pathologique. — Le sang se dispose rarement en larges épanchements, ce sont le plus souvent de petites plaques hémorragiques, plus ou moins enkystées ; au-dessous peuvent se trouver des lésions de ramollissement cortical par compression.

Symptômes. — Chez l'adulte, l'hémorragie abondante se traduit par une attaque d'apoplexie semblable à celle de l'hémorragie cérébrale, mais il y a toujours des phénomènes convulsifs à type unilatéral; dans la déviation de la tête et des yeux, le malade regarde ses membres convulsés, c'est-à-dire du côté opposé à sa lésion (loi de Vulpian, Landouzy, Grasset), cet ictus peut être rapidement suivi de mort. S'il y a survie, on constatera une hémiplégie.

Dans d'autres cas, surtout lorsque l'épanchement est moins subit et moins abondant, l'affection peut rester absolument latente et être une trouvaille d'autopsie.

Enfin, on peut voir se faire successivement une série d'attaques, avec augmentation progressive des symptômes. Troubles de compression cérébrale et signes de lésions localisées, — la mort survient alors au cours d'une attaque ou par maladie intercurrente.

Chez l'enfant, l'hémorragie se traduit par des convulsions rapidement suivies de mort, ou reste absolument latente.

Pronostic. — Toujours extrêmement grave, car il y a menace de mort, à plus ou moins longue échéance, pour toutes les hémorragies méningées de l'adulte.

Diagnostic. — Toujours extrêmement difficile ; nous avons indiqué, à propos de l'hémorragie cérébrale qu'elle simule, les éléments du diagnostic différentiel.

Traitement. — Dans les hémorragies abondantes, avec apoplexie, la conduite à tenir est la même que pour l'hémorragie cérébrale.

Dans les cas chroniques, récidivants, on devra donner de l'iodure de potassium en petite quantité, mettre le malade au régime lacté et combattre la maladie causale.

V. — THROMBOSE DES SINUS

C'est l'oblitération des canaux sinusiens par la coagulation du sang.

Étiologie. — Cette affection peut s'observer au cours d'infections, mais on l'observe surtout par propagation d'une lésion suppurative du voisinage (otite moyenne, mastoïdite), plus rarement au cours de certaines maladies accompagnées d'altération du sang, telle la chlorose.

Anatomie pathologique. — Un ou plusieurs

sinus sont oblitérés par un caillot, formé soit d'un coagulum fibrineux, soit d'un coagulum purulent et chargé de microbes (cas de l'otite moyenne).

Symptômes. — Ils sont assez vagues : ce sont en général ceux d'une méningite. Parfois, on peut observer de la turgescence des jugulaires, due à l'allongement du caillot vers l'extrémité inférieure de ces veines.

Au bout de quelques jours, parfois même de quelques heures, s'établit un coma mortel. — Chez les chlorotiques, la thrombose cérébrale peut se faire brusquement et amener la mort rapide.

Diagnostic. — Il est à faire avec la *mastoïdite*, la *méningite* et l'*abcès du cerveau*.

Traitement. — Le traitement médical est impuissant.

Le traitement chirurgical, qui commence à donner de bons résultats, consiste à trépaner, à évacuer le caillot et à boucher le *sinus caverneux* avec une mèche d'iodoforme.

VI. — MÉNINGITES SPINALES

Les méningites spinales existent rarement à l'état isolé, sauf dans certains cas de syphilis secondaire, de tuberculose vertébrale, etc.; le plus souvent elles coexistent avec une méningite cérébrale.

Anatomie pathologique. — Les lésions sont semblables à celles de cette dernière.

Symptômes. — 1° **Méningites spinales aiguës.** — Elles présentent des signes généraux, semblables à ceux des méningites cérébrales aiguës avec lesquelles elles se confondent ; mais un certain nombre de signes particuliers indiquent que les enveloppes de la moelle sont prises : ce sont des douleurs rachidiennes, exaspérées par les mouvements et la percussion, des douleurs en ceinture et des douleurs névralgiques dans les membres ; — de l'hyperesthésie cutanée, puis des contractions des membres et du dos.

Après 3 ou 4 jours, survient la période de dépression, alors apparaît la paralysie des membres, du dos et des sphincters.

La terminaison est presque toujours fatale.

2° Méningites spinales chroniques. — Elles relèvent le plus souvent de la tuberculose ou de la syphilis. Elles se traduisent surtout par des symptômes de compression de la moelle. Douleurs rachidiennes et en ceinture, exagérées par la percussion et les mouvements, — contracture des muscles de la nuque et des gouttières vertébrales, parésie des membres (quelquefois paraplégie spasmodique), troubles sphinctériens.

L'évolution est plus ou moins lente et dépend essentiellement de la nature de la maladie.

Diagnostic. — Il est à faire avec les myélites chroniques et les scléroses systématisées.

Traitement. — Il est semblable à celui des méningites cérébrales ; on pourra pratiquer la ponction lombaire. Dans tous les cas douteux, on devra essayer du traitement spécifique.

IV. — MALADIES DES NERFS PÉRIPHÉRIQUES

I. — NÉVRITES

Définition. — Les névrites sont les inflammations des nerfs.

Classification étiologique. — **I. Névrites d'origine centrale.** — Consécutives à la dégénération descendante par hémorragies, ramollissement, méningomyélites.

II. Névrites d'origine périphérique.— 1° *Névrites secondaires.* — De cause externe : par traumatisme, par section d'un nerf, par inflammation de voisinage, par compression brusque ou lente.

2° *Névrites primitives.* — Ce sont les véritables névrites ; elles sont le plus souvent généralisées ; aussi les dit-on le plus souvent *polynévrites*. Elles sont dues à :

a) *l'intoxication* par le plomb et par l'alcool surtout,

b) *l'infection*, surtout la diphtérie, la fièvre typhoïde,

c) *la dyscrasie*, dont le type est le diabète.

Anatomie pathologique. — 1° On doit comprendre dans ce titre de *névrites* toutes les inflammations des nerfs à myéline de l'axe cérébrospinal et du grand sympathique, les nerfs à fibres de Remak étant écartés. Il faut comprendre dans la description des névrites, suivant Babinski, les altérations des racines postérieures de la moelle.

2° *Variétés anatomiques de névrites.* — *a*) *Névrite segmentaire périaxile* de Gombault, névrite myélinique. — Elle respecte le cylindre axe, et semble appartenir aux névrites lentement développées.

b) *Névrite cylindre axile* (dégénérescence wallérienne). — Elle s'observe dans les névrites à évolution rapide, dans les plaies des nerfs ; dans le bout périphérique, il y a destruction complète du cylindre axe ; au niveau du bout central, il y a dégénération uniquement dans le premier segment du nerf.

Cette névrite est purement *parenchymateuse*, elle peut être associée à l'inflammation *interstitielle* ; elle est alors *mixte*.

« Le terme de névrite périphérique ne doit pas impliquer l'idée que les lésions des nerfs sont primitives, qu'elles sont l'origine de tous les troubles symptomatiques qu'on observe et que le système nerveux central ne présente aucune modification. Il signifie simplement que les altérations anatomiques du système nerveux, perceptibles par nos moyens d'investigation, sont exclusivement localisées dans les nerfs ou y sont bien plus accusées que dans le système nerveux central. Il y a tout lieu d'admettre, et ce n'est pas là du reste une simple hypothèse, que bien des agents qui déterminent des névrites provoquent à la fois une perturbation du système nerveux central et du système nerveux périphérique, que parfois même ils exercent en même temps, d'une façon directe, leur action pathogène sur d'autres systèmes anatomiques, que les troubles fonctionnels qu'ils occasionnent sont créés non seulement par des lésions histologiquement perceptibles, mais aussi par des modifications de nature dynamique, et qu'en définitive les lésions des nerfs ne peuvent être considérées comme constituant tout le substratum anatomique de l'affection en question : elles en représentent seulement les altérations les plus apparentes. » (Babinski).

Physiologie pathologique. — Par l'*expérimentation*, on a pu produire :

1° Des lésions de la moelle, consécutives à la section des racines postérieures ;

2° Des lésions des centres nerveux, après section des nerfs rachidiens ou crâniens. Exemples : moelle des amputés, expériences de Hayem sur le sciatique, expériences sur les yeux.

3° Des lésions déterminées sur les organes par les lésions nerveuses, lésions des muscles, des os, de la cornée, de la peau, lésions viscérales (poumons et cœur par section des pneumogastriques).

Par l'intoxication et l'infection expérimentales, ces lésions ont pu être reproduites.

Symptômes. — **1° Névrites périphériques traumatiques.** — 1° Douleur avec tuméfaction et rougeur au niveau du nerf.

2° Après quelque temps : *troubles sensitifs*, causalgie, hyperesthésie, anesthésie; *troubles moteurs*, paralysies; *troubles trophiques* : élévation thermique, *glossy skin*, zona, pseudophlegmons, tumeur dorsale du poignet, périostite avec nécrose, arthropathies, amyotrophies, pied bot.

2° Polynévrites. — 1° *Troubles musculaires.* — Ils sont le plus souvent symétriques et sont localisés à certaines régions, suivant la variété étiologique.

Siège. — *a) membres inférieurs* : paralysie des extenseurs, des péroniers donnant à la démarche l'aspect caractéristique du steppage; paralysie des péroniers : le malade marche sur le bord externe du pied.

b) membres supérieurs : type antibrachial, localisé aux muscles extenseurs et radiaux, quelquefois limité à l'extenseur du petit doigt et de l'index (le malade fait les cornes). *Type Aran-Duchenne :* aspect semblable à celui du début de l'atrophie musculaire progressive. *Type brachial :* deltoïde, biceps, brachial antérieur, long supinateur.

c) muscles du tronc, du cou et de la face : les paralysies existent, mais associées aux paralysies précédentes.

Caractères. — On constate la *réaction de dégénérescence :* diminution de l'excitabilité faradique, modification de l'excitabilité galvanique.

Atrophie musculaire avec secousses fibrillaires. *Tremblement. Athétose. Incoordination motrice. Contractures.*

2° *Troubles de la sensibilité.* — Phénomènes subjectifs : fourmillements, douleurs ; objectivement, douleurs à la pression des masses musculaires, modifications de toutes les sensibilités.

3° *Troubles réflexes.* — En général abolition des réflexes cutanés et des réflexes tendineux.

4° *Troubles vasomoteurs et trophiques.* — Œdème, rougeurs, sueurs, etc.; *rétractions fibro-tendineuses.*

5° *Troubles visuels.* — Paralysie des muscles de l'œil; troubles de l'accommodation, troubles pupillaires (dilatation, myosis ou inégalité), amblyopie curable (par scotome central et décoloration de la papille), dyschromatopsie.

6° *Troubles psychiques.* — Psychose polynévritique de Korsakoff. *Début* par les modifications de caractère, l'agitation et les hallucinations. Période d'état : affaiblissement intellectuel, amnésie, troubles de l'idéation et du jugement, c'est la véritable confusion mentale.

7° *Troubles viscéraux.* — Paralysie des muscles du larynx, du diaphragme et du tronc. Paralysie du voile du palais. Crises gastriques et intestinales. Rétention d'urine ou incontinence. Rigidité.

Évolution. — 1° *Début* brusque par la faiblesse des membres avec fièvre, anorexie, dépression cérébrale.

2° *Marche* lente ou aiguë, suivant une marche ascendante, absolument semblable alors au tableau de la maladie de Landry. Quelquefois elle évolue vers la mort, quelquefois elle suit une marche rétrograde.

3° *Durée* de plusieurs jours à plusieurs mois ou plusieurs années.

Formes cliniques. — 1° *Suivant l'évolution du tableau clinique :* forme aiguë, forme apoplectique, forme subaiguë, forme chronique.

2° *Suivant la prédominance d'un symptôme :* formes motrice, paralytique, amyotrophique, pseudo-tabétique ; sensitive ; mixte.

3° *Suivant le degré d'étendue :* formes généralisées ou localisées.

4° *Formes étiologiques.*

1° **Névrite alcoolique.** — S'observe surtout chez les femmes, chez les buveurs de vin ou de cognac ; elle siège aux membres inférieurs : aspect du steppeur ; elle se montre sous la forme sensitive ou sous la forme mixte ; elle peut se montrer aussi sous la forme du nervotabes. Troubles réflexes, troubles visuels. Psychose polynévritique assez marquée. Quelquefois la marche est aiguë, accompagnée de fièvre. Elle peut évoluer en cinq ou six mois. Le pronostic est grave.

2° **Névrite saturnine.** — Le plus souvent ce n'est pas l'accident initial ; elle a été précédée d'autres stigmates de saturnisme. Trois formes localisées : type Aran-Duchenne, type antibrachial, type brachial, ou encore suivant le type péronier.

Quelquefois il y a généralisation.

Marche chronique le plus souvent.

3° **Névrite diphtérique.** — Elle siège au voile du palais, aux muscles de l'œil, aux membres inférieurs, aux muscles du cou, etc. Pas de troubles amyotrophiques. Anesthésie. Marche aiguë quelquefois ; terminaison par syncope ou par arrêt des muscles respirateurs.

4° **Névrite lépreuse.** — Taches lépreuses, bulles, troubles trophiques. Plaque d'anesthésie, dissociation syringomyélique, atrophie musculaire.

5° **Béribéri.** — Névrite des membres inférieurs

avec troubles visuels et psychiques, comme dans l'alcoolisme, mais avec des troubles cardiaques et pulmonaires très prononcés.

6° **Névrite puerpérale.** — Apparaît dans la semaine qui suit l'accouchement, se fixe sur le médian et le cubital.

7° **Névrites toxiques.** — Causées par l'arsenic, l'oxyde de carbone, le sulfure de carbone.

8° **Névrites diabétiques.** — Sous forme de pseudotabes.

Diagnostic. — 1° *Paraplégie flasque* de la myélite aiguë, de la myélite transverse. Elles se différencient par le début brusque, les troubles sensitifs intenses, les troubles sphinctériens et les escarres.

2° *Paraplégie spasmodique :* elle ne pourrait être confondue qu'avec les rétractions fibrotendineuses.

3° *Poliomyélite antérieure;* la paralysie se constitue rapidement et atteint son maximum d'emblée, elle a une marche régulière avec atteinte définitive des muscles qu'elle a touchés ; on y trouve des réactions électriques plus tenaces, des secousses fibrillaires, pas de troubles psychiques.

4° *Sclérose* latérale amyotrophique, sclérose en plaques, syringomyélie.

5° *Tabes :* diagnostic d'autant plus délicat qu'il y a des relations pathogéniques entre ces deux affections : les phénomènes sensitifs sont marqués, les troubles moteurs plus rares, les troubles oculaires plus accentués, les troubles génito-urinaires plus marqués. L'évolution est plus lente.

6° *Myopathie* progressive primitive.

7° Enfin l'*hystérie* peut tout simuler.

PRONOSTIC. — Il est *variable :*

1° Suivant l'agent : moins grave pour la diphtérie que pour le saturnisme et l'alcool ;

2° Suivant la marche aiguë ou chronique ;

3° Suivant le localisation et l'étendue des lésions.

TRAITEMENT. — 1° *Suppression de la cause :* alcool, intoxications professionnelles, infections ;

2° *Combattre les phénomènes immédiats :* douleurs, insomnie ;

3° *Régénération des nerfs :* massage, électricité et douches.

II. — PARALYSIE DES NERFS PÉRIPHÉRIQUES

Ces paralysies sont dues à des altérations de la fibre nerveuse proprement dite, c'est-à-dire depuis son trajet hors des centres nerveux.

ÉTIOLOGIE. — Leurs causes sont multiples, le plus souvent d'ordre traumatique ou toxique ; — il est des cas où on ne peut invoquer d'autre origine que le refroidissement.

ANATOMIE PATHOLOGIQUE. — Dans les cas de section, on voit se développer de la dégénérescence wallérienne.

SYMPTÔMES. — Toutes ces paralysies présentent des troubles moteurs, sensitifs, trophiques et vasomoteurs, ces derniers étant surtout marqués dans les paralysies définitives par plaies des nerfs, tandis que les paralysies a frigore guérissent le plus souvent en quelques semaines.

III. — PARALYSIE DES NERFS MOTEURS DE L'ŒIL

On comprend sous ce titre l'étude des paralysies des différents nerfs qui commandent les muscles de l'œil : oculo-moteur commun, oculo-moteur externe, pathétique. Par conséquent, la musculature extrinsèque peut être atteinte.

Étiologie et anatomie pathologique. — Les paralysies oculaires peuvent résulter soit de l'altération des centres moteurs ou des voies de conductibilité, soit, plus rarement, de troubles dynamiques des centres.

Les *lésions de l'écorce* pouvant causer des paralysies oculaires sont mal connues. On a observé des troubles de la motilité oculaire dans certaines lésions des lobes occipitaux, associés alors à des troubles de la vision.

Les lésions du pli courbe provoquent du ptosis.

Les *noyaux* des nerfs moteurs peuvent être atteints, dans la *poliencéphalite antérieure aiguë* (mêmes lésions que dans la paralysie infantile) et dans la *poliencéphalite antérieure chronique* (ophtalmoplégie nucléaire progressive), cette affection survenant chez les individus d'âge moyen, sans qu'on en connaisse encore les causes. Les noyaux peuvent encore être lésés dans le tabes ou comprimés par une tumeur, une gomme.

Les *nerfs*, après leur émergence des centres, peuvent être comprimés par une tumeur, une plaque de méningite syphilitique, un cal, un anévrysme ou toute autre production néoplasique, enfin dans l'orbite même, ils peuvent être blessés ou sectionnés par un traumatisme.

Les *paralysies dynamiques* peuvent se voir dans l'*hystérie*, dans le *tabes*, dans la *migraine* et dans certaines intoxications.

SYMPTÔMES. — Toutes les paralysies oculaires présentent un certain nombre de symptômes communs.

Le *strabisme*, le plus important de tous, est causé par la prédominance d'action de l'antagoniste du muscle paralysé. — Les mouvements du globe atteint sont limités dans un certain sens; de plus, on peut observer la déviation secondaire de l'œil sain. — Du strabisme résulte, comme symptôme subjectif, la *diplopie*, qui est *croisée* dans le strabisme divergent *homonyme*, dans le strabisme convergent. — Il en résulte aussi une fausse localisation des objets et une attitude spéciale du malade, qui cherche à corriger sa paralysie.

Enfin, la paralysie de chaque nerf a ses symptômes propres.

Paralysie du moteur oculaire commun. — Lorsqu'il est pris complètement, il y a paralysie de tous les muscles extrinsèques, à part le grand oblique et le droit externe; paralysie également des muscles intrinsèques. — L'œil porté en dehors ne peut se mouvoir, ni en dedans, ni en haut, ni en bas, il y a ptosis et mydriase, avec impossibilité de l'accommodation.

La *paralysie partielle de la 3e paire*, la plus fréquente, est celle du releveur palpébral (ptosis). Lorsque les muscles extrinsèques sont touchés séparément, on observe la déviation correspondante.

Les *muscles intrinsèques* peuvent également être pris seuls. — Dans ce cas, il y a impossibilité de l'accommodation.

Paralysie du pathétique. — Cette paralysie est rare, — isolée, elle est difficile à reconnaître, le globe oculaire est porté en haut et en dedans. Il y a diplopie pour les objets placés dans la moitié inférieure du champ visuel.

Paralysie du moteur oculaire externe. — La paralysie isolée est assez fréquente. — Il y a strabisme convergent avec diplopie latérale et homonyme. Le visage se tourne du côté malade pour corriger la diplopie. — Souvent le droit interne de l'œil sain ne peut le porter en dedans dans les efforts de l'œil malade pour se porter en dehors.

Formes cliniques. — Elles sont fort nombreuses ; le plus souvent, l'œil est immobile, figé comme de la cire, il n'accommode plus. — Cette maladie peut s'établir d'une façon aiguë ou d'une façon chronique.

Paralysies associées. — La plus fréquente est la paralysie simultanée du droit externe d'un côté avec le droit interne du côté opposé.

Il peut y avoir aussi paralysie des deux droits supérieurs, paralysie de la convergence des deux droits internes.

Paralysies hystériques. — Elles sont rares, — le strabisme hystérique est le plus souvent dû à un spasme, cependant M. Gilbert Ballet a signalé l'ophtalmoplégie hystérique ; elle est presque toujours double et limitée aux muscles extrinsèques.

Paralysie migraineuse. — Elle se montre

après une attaque de migraine et frappe totalement, mais passagèrement, la musculature extrinsèque. — Sa durée varie de quelques heures à quelques jours, mais elle récidive avec les crises de migraines.

Paralysies tabétiques. — Lorsque la musculature intrinsèque est prise, c'est le signe d'Argyll-Robertson; sur la musculature extrinsèque, toutes les formes peuvent se montrer, mais c'est le *ptosis* qui est la plus fréquente.

Diagnostic. — En présence d'un trouble fonctionnel de la musculature de l'œil, il faut d'abord se demander *s'il y a vraiment paralysie* et distinguer le *strabisme non paralytique*, dans lequel l'arc d'excursion de l'œil strabique n'a rien perdu de son amplitude; il n'y a pas non plus de diplopie dans ce cas. — Le *spasme musculaire des antagonistes* s'observe surtout dans l'hystérie (Ptosis dû à un spasme de l'orbiculaire, etc.).

Si la paralysie est reconnue, il faut ensuite déterminer quels muscles sont atteints, — en faisant faire à l'œil des déplacements dans les différents sens.

Enfin il faudra reconnaître la cause de la paralysie.

L'ophtalmoplégie totale est d'origine nucléaire, ainsi que presque toujours la paralysie isolée d'un des muscles innervée par le moteur oculaire commun (tumeur syphilitique); au contraire la paralysie complète du moteur oculaire commun est rarement nucléaire, — à moins qu'elle ne s'accompagne d'une paralysie du pathétique du côté opposé.

Le syndrome de Weber indique l'origine pédonculaire. — La paralysie du moteur oculaire externe est nucléaire, lorsqu'elle s'accompagne d'une paralysie du facial du même côté. — Les paralysies d'origine basilaire sont totales, lorsqu'elles atteignent les 3 nerfs, ce qui est la normale; elles sont presque toujours unilatérales. — Il y a le plus souvent des signes de tumeur cérébrale.

Les paralysies d'origine orbitaire sont toujours unilatérales, et frappent un ou plusieurs filets nerveux.

Le siège de la lésion reconnu, il faut aussi en déterminer la nature; ceci se fera par les commémoratifs et les signes concomitants; c'est à la syphilis que l'on aura le plus souvent à faire.

Traitement. — On devra faire de l'électrisation, et, dans les cas de syphilis, le traitement spécifique, qui peut, dans quelques cas, donner la guérison.

Le traitement palliatif consiste à obvier aux troubles visuels par des verres prismatiques, et, dans certains cas, à pratiquer la ténotomie ou l'avancement musculaire.

IV. — PARALYSIES DU NERF FACIAL

On décrit sous ce nom les paralysies périphériques du nerf facial, — qu'il faut distinguer par conséquent d'un grand nombre de paralysies de la face, qui peuvent se montrer dans les lésions cérébrales et dans l'hystérie.

Étiologie. — Le froid est une cause fréquente de paralysie faciale; — c'est la paralysie dite rhumatismale, qui serait due à une poussée de névrite, à une tuméfaction du nerf dans sa gaine. Dans ces cas, il semble y avoir un rôle de la prédisposition nerveuse.

Les *traumatismes* peuvent la provoquer également : coups violents sur la légion temporale, *forceps*.

Les *lésions de la parotide* (tumeurs, abcès). Les *lésions du rocher* : fracture, otite moyenne sont également une cause fréquente.

Enfin l'affection peut apparaître au cours d'une maladie dyscrasique telle que la goutte, la syphilis. On peut enfin la rencontrer après la diphtérie (névrite).

SYMPTÔMES. — Nous prendrons comme exemple la paralysie *a frigore*. — Elle apparaît le plus souvent au réveil, et se trouve constituée d'emblée. C'est une paralysie de tout le domaine musculaire innervé par le facial. — La moitié de la face qui est paralysée se trouve comme reportée en avant, les sillons et les rides sont effacés, la commissure labiale est abaissée.

Dans les mouvements, l'asymétrie s'accentue : le malade ne rit, ne pleure, ne siffle que du côté sain.

L'œil paraît plus ouvert, à cause de la paralysie de l'orbiculaire, il y a lagophtalmie et conséquemment épiphora, paralysie du muscle de Horner. — Les lèvres prennent la forme d'un point d'exclamation, car elles sont écartées au côté frappé; la paralysie du buccinateur rend la mastication difficile, la langue et la luette sont quelquefois déviées.

Comme signes accessoires, se montrant dans les paralysies où la portion intra-pétreuse est également atteinte, on peut constater des *troubles de la sensibilité gustative*, dans le tiers antérieur de la langue, par lésion de la corde du tympan. — Il peut y avoir également *diminution de la sécrétion salivaire* de ce côté et *hypéracousie*, à cause de la paralysie du muscle interne du marteau et du muscle de l'étrier.

Enfin les réflexes du nez, de la bouche, des yeux (clignement) sont supprimés; souvent il y a des mouvements associés (par exemple lorsque le malade veut parler, il ferme les yeux, etc.), on peut parfois constater aussi des troubles de la sensibilité générale, des phénomènes douloureux, des troubles trophiques et du retard de la réaction sudorale.

Formes cliniques. — **1° Paralysie à frigore.** — Elle guérit en général en 3 semaines, mais elle peut être grave, durer plusieurs mois, avec réaction de dégénérescence. Enfin elle peut être définitive.

2° Paralysies traumatiques. — Elles sont définitives, si le nerf est sectionné ou fortement compromis. Dans le *tétanos*, la paralysie peut se montrer, elle succède à une plaie de la face et précède le tétanos de quelques jours.

3° Paralysie des nouveau-nés. — Elle est due au forceps et guérit en quelques jours.

4° Diplégie faciale. — C'est une forme rare, qui relève presque toujours d'une double fracture du rocher.

Diagnostic. — Le diagnostic est à faire avec les *tics convulsifs*, l'*hémispasme glosso-labié*, avec la *paralysie labio-glosso-laryngée* et la *paralysie pseudo-bulbaire* et la *myopathie* dans le cas de diplégie.

Il faut également distinguer les paralysies d'origine centrale, dans lesquelles le facial inférieur est seul pris; dans lesquelles les réflexes et les mouvements associés sont conservés, avec lesquelles enfin il y a presque toujours une hémiplégie homonyme ou alterne et quelquefois de l'aphasie (paralysie droite).

La *paralysie hystérique* est rare, elle est en général fugace, et ne frappe que le facial inférieur.

Enfin il faudra diagnostiquer la cause exacte de la paralysie.

TRAITEMENT. — C'est celui de toutes les paralysies périphériques. Electrisation par les courants faradiques.

A la période de contractures, on en sera quelquefois réduit à la myotomie.

V. — PARALYSIES RADICULAIRES DU PLEXUS BRACHIAL

Ce sont les paralysies qui atteignent les différentes branches du plexus brachial.

ÉTIOLOGIE. — Elles sont produites soit par des traumatismes violents, soit par des tiraillements, soit par des déchirures, soit enfin par des compressions répétées (paralysie des béquilles). Elles peuvent se montrer après une fracture des os voisins, une luxation de l'épaule, et, chez le nouveau-né, après une application de forceps.

SYMPTÔMES. — 1° **Paralysie totale**. — Le bras est inerte, ainsi que le moignon de l'épaule. Il peut y avoir de l'anesthésie cutanée; il y a également des troubles oculaires dus aux anastomoses du plexus avec le grand sympathique; — myosis, diminution de la fente palpébrale et même rétropulsion du globe oculaire. Si la paralysie se prolonge, on peut observer des troubles trophiques, — avec réaction de dégénérescence.

2° **Paralysies partielles.** — Elles peuvent revêtir soit le type supérieur, paralysie du groupe Duchenne-Erb, soit le type inférieur, — muscles des éminences thénar et hypothénar, interosseux et fléchisseurs de la main; il y a également des troubles oculo-pupillaires.

Diagnostic. — Il doit être fait avec les atrophies musculaires, les névrites toxiques (saturnisme) et les névrites des tabétiques, enfin avec certaines monoplégies hystériques.

Traitement. — S'il y a une cause de compression, il faut la supprimer (ablation chirurgicale d'un cal vicieux, etc.); on devra de plus faire de l'électrisation, pour favoriser le retour des mouvements.

VI. — PARALYSIE DU NERF RADIAL

Cette affection est, avec la paralysie du nerf facial, une des plus fréquentes des paralysies des nerfs périphériques; elle se comporte d'ailleurs comme elle.

Étiologie. — Comme pour le nerf facial, elle est le plus souvent *a frigore*, mais sa nature intime est mal connue; pour les uns, il y aurait compression pendant le sommeil (Panas), pour d'autres, fluxion du nerf (Erb). Elle peut également être produite par une compression chronique (cal) ou enfin par une blessure (piqûre, section, injection d'éther, etc.).

Symptômes. — Le début est en général brusque dans la paralysie *a frigore*. — Le malade, au réveil, ressent des fourmillements dans le bras, puis il s'aperçoit qu'il ne peut plus faire certains mouvements.

Les extenseurs des doigts et de la main sont paralysés (radiaux et cubital postérieur), la main ne peut se relever, la force est diminuée si l'on fait serrer un objet, quoique les fléchisseurs soient indemnes, mais à cause du rapprochement du point d'insertion. Il y a également paralysie du court supinateur; le malade ne peut mettre l'avant-bras en supination sans le fléchir, enfin le long supinateur peut être atteint.

Rarement il y a de l'anesthésie. Les troubles trophiques et la réaction de dégénérescence ne se montrent que dans les cas de section du nerf. La durée de la paralysie *a frigore* est de 3 à 5 semaines.

Diagnostic. — Il est facile; il suffit de la distinguer de la *paralysie saturnine* souvent double, et dans laquelle le long supinateur n'est pas pris, *des paralysies* par névrite et des paralysies radiculaires du plexus brachial.

Traitement. — Dans la paralysie *a frigore*, on fera de l'électrisation; s'il y a compression par un cal, on devra intervenir chirurgicalement.

VII. — PARALYSIE DU NERF CUBITAL

Étiologie. — Beaucoup plus rare, elle reconnaît des causes analogues à la paralysie radiale, mais elle est beaucoup plus souvent traumatique.

Symptômes. — Il y a paralysie des interosseux et des lombricaux, des muscles de l'éminence thénar et de l'adducteur du pouce, donnant l'attitude en *griffe cubitale* de Duchenne de Boulogne, pouce en abduction, les premières phalanges des quatre derniers doigts en extension, les deux dernières en flexion.

Il y a le plus souvent de l'anesthésie dans le domaine du cubital.

La durée dépend de la cause.

Diagnostic. — Il est à faire avec l'atrophie musculaire de la syringomyélie.

Traitement. — Il est semblable à celui de la paralysie radiale. Dans les cas de section du nerf, on pourra pratiquer la suture nerveuse, si le traumatisme causal n'est pas trop ancien.

VIII. — NÉVRALGIES

On entend sous le nom de *névralgie* des douleurs se montrant dans le territoire d'un nerf particulier ou d'un de ses rameaux, ces douleurs pouvant être continues ou rémittentes, exaspérées par certaines modifications extérieures (froid, chaleur, etc.), étant toujours exagérées par la pression en certains points qui correspondent au trajet des branches nerveuses.

Accessoirement, on peut observer des troubles moteurs, vaso-moteurs, sécrétoires ou trophiques.

Ces névralgies peuvent présenter une évolution aiguë ou chronique.

Étiologie. — Elles peuvent relever de causes multiples, qui sont principalement : des lésions locales ou, au contraire, la détermination sur certains points d'une maladie générale : diabète, goutte, chlorose, paludisme, diverses intoxications, etc. ; l'hystérie et la neurasthénie s'accompagnent également quelquefois de névralgies.

Pronostic. — Il varie essentiellement avec la cause.

Traitement. — On devra toujours combattre la cause générale ou locale ;

On devra également faire un traitement spécial de la douleur, par les calmants et les hypnotiques, morphine, phénacétine, antipyrine, par la révulsion, pointes de feu, pulvérisations de chlorure de méthyle, par l'électrisation.

On a proposé contre quelques cas rebelles la section du nerf ou la résection du ganglion sensitif d'origine.

IX. — NÉVRALGIE DU TRIJUMEAU.

Étiologie. — Cette affection, nommée aussi *névralgie faciale*, peut se montrer à tous les âges, mais se rencontre surtout chez l'adulte et dans le sexe féminin ; — elle a le plus souvent pour point de départ une dent cariée, le froid jouant alors le rôle de cause occasionnelle. Elle est fréquente pendant la grossesse et peut s'observer aussi dans le paludisme.

Symptômes. — La douleur débute presque toujours brusquement, survenant par accès paroxystiques entre lesquels elle se calme, sans disparaître complètement. Elle peut occuper tout un côté de la face ou être localisée à une des branches du trijumeau. On peut observer de l'hyperesthésie, de la congestion de la face, de l'hypersécrétion de la salive et des larmes du côté correspondant.

Les points douloureux maximum correspondent à l'émergence des différentes branches :

Points frontal, orbitaire, nasal, pour la *branche ophtalmique*.

Points sous-orbitaire, malaire, temporal, dentaire supérieur, pour le *nerf maxillaire supérieur*.

Points dentaire inférieur, auriculaire, mentonnier, pour le *nerf maxillaire inférieur*.

Formes cliniques. — En dehors des formes qui dépendent de la localisation sur l'une des 3 branches du trijumeau ou sur sa totalité, on peut observer des variétés symptomatiques.

1° **Névralgie convulsive.** — Elle s'accompagne de contractions involontaires et répétées des muscles du visage.

2° **Névralgie intermittente.** — Elle s'observe dans le paludisme; les accès reviennent à heure fixe, tous les deux ou trois jours.

Diagnostic. — Il est facile à faire avec une simple *douleur dentaire*, avec la *migraine* et le *rhumatisme* de l'articulation temporo-maxillaire.

Pronostic. — Il dépend essentiellement de la

cause; il est des cas bénins et des cas rebelles, qui ont pu déterminer les malades au suicide.

TRAITEMENT. — C'est celui de toutes les névralgies. — La quinine réussit bien, surtout dans les formes paludiques. Dans les cas rebelles, on pourra faire l'ablation du ganglion de Gasser.

X. — NÉVRALGIE CERVICO-OCCIPITALE

ETIOLOGIE. — Cette affection est causée soit par le froid, soit surtout par des lésions des vertèbres cervicales (mal de Pott), ou plus rarement par diverses affections du cou.

SYMPTÔMES. — Elle est caractérisée par des douleurs névralgiques à prédominance aux points *occipital*, *mastoïdien*, *pariétal* et *apophysaire vertébral*.

DIAGNOSTIC. — Il est à faire avec le torticolis rhumatismal; il faut également diagnostiquer la cause pour la traiter.

XI. — NÉVRALGIE CERVICO-BRACHIALE

ETIOLOGIE. — On peut l'observer à la suite de lésions du plexus brachial ou de ses rameaux; le rhumatisme et les maladies générales infectieuses ou toxiques peuvent également la provoquer.

SYMPTÔMES. — Les points douloureux se trouvent sur le trajet des différents nerfs. Il peut y avoir également des troubles trophiques et vaso-moteurs.

DIAGNOSTIC. — Il est à faire avec les affections douloureuses des os et des articulations.

XII. — NÉVRALGIE PHRÉNIQUE

Étiologie. — Cette affection est rarement primitive; le plus souvent elle se montre au cours d'une affection du médiastin, du poumon, du diaphragme ou de la plèvre, plus rarement du foie, de l'estomac, de la rate ou des reins.

Symptômes. — Les points douloureux se trouvent sur le trajet du phrénique (points cervical, sternal costal et diaphragmatique). Cette affection, extrêmement douloureuse, arrête presque la respiration, qui devient courte et saccadée, tandis que le facies se grippe.

Diagnostic. — Il devra être fait avec une névralgie intercostale ou une douleur d'origine pleurale, pulmonaire. gastrique et avec l'angine de poitrine.

Traitement. — Il faudra surtout reconnaître la cause du symptôme pour la combattre.

XIII. — NÉVRALGIE INTERCOSTALE

Étiologie. — Elle peut frapper un ou plusieurs nerfs intercostaux; elle est primitive ou secondaire à un traumatisme, à une maladie générale; elle peut reconnaître aussi une cause locale vertébrale, pleurale, médiastinale, pulmonaire, gastrique ou même utéro-ovarienne.

La douleur siège principalement sur les 5e, 6e, 7e et 8e paires; elle est exagérée par les mouvements respiratoires, les mouvements du bras, elle est le plus souvent continue — les points maximum sont le point vertébral, le point médian et le point sternal.

Diagnostic. — Il est à faire avec la *pleurodynie*, la *névralgie diaphragmatique*, l'*angine de poitrine* et le *point de côté* symptomatique d'une affection pulmonaire ou pleurale.

XIV. — NÉVRALGIE LOMBO-ABDOMINALE

Étiologie. — Cette affection s'observe surtout dans les cas de lésions des vertèbres lombaires, du muscle psoas et des reins.

Symptômes. — La douleur suit le trajet des nerfs abdomino-génitaux et du fémoro-cutané et du génito-crural.

Diagnostic. — On doit reconnaître sa cause et ne pas méconnaître une colique néphrétique, une orchite, un psoïtis ou un cancer des reins.

XV. — NÉVRALGIE CRURALE

Étiologie. — Elle se montre surtout dans les cas d'affections du bassin; elle peut être également primitive ou accompagner la sciatique.

Symptômes. — Les douleurs siègent dans tout le territoire du nerf crural; mais les points principaux sont : inguinal, crural moyen, condylien interne, malléolaire interne, plantaire interne. La marche, exagérant les douleurs, peut devenir impossible.

XVI. — NÉVRALGIE SCIATIQUE

Cette névralgie est la plus fréquente avec la névralgie du trijumeau.

Étiologie. — On l'observe surtout chez l'homme et après l'âge adulte.

Au point de vue de sa cause, il faut nettement distinguer la *sciatique névralgie* de la *sciatique névrite*, comme l'a montré Lasègue ; — dans ce dernier cas, il y a de véritables lésions anatomiques.

Elle peut être causée par le froid, par les traumatismes, mais elle peut aussi relever d'une cause de compression intra-pelvienne, telle qu'une tumeur de l'os iliaque ou des organes pelviens ; elle peut également être due à une maladie générale : syphilis, paludisme, diabète, goutte ; la *sciatique variqueuse* est due à une véritable névrite, comme l'a montré M. Quénu.

Symptômes. — Le début peut se faire soit insidieusement, progressivement, soit brusquement à l'occasion du froid, d'une fatigue.

La douleur est soit paroxystique, principalement dans les formes névralgiques, soit continue, profonde, dans les formes névritiques.

Les principaux points douloureux étudiés par Valleix sont : *lombaire*, *sacro-iliaque*, *iliaque*, *fessier*, *trochantérien*, *fémoral* (*supérieur*, *moyen* et *inférieur*), *poplité*, *rotulien*, *péronier*, *malléolaire*, *dorsal du pied* et *plantaire externe*. Il peut y avoir des irradiations dans tout le domaine du plexus lombaire.

La *marche* est entravée, l'extension étant difficile; le malade *marche en saluant*, le tronc penché en avant.

On peut rencontrer dans les formes névritiques des troubles trophiques : eczéma, sécheresse de la peau, augmentation des poils, troubles sudoraux, refroidissement.

Il y a également dans ces cas de la diminution de la sensibilité.

Formes cliniques. — **1° Sciatique névralgie.** — Caractérisée par des accès passagers, paroxystiques, cédant au traitement.

2° Sciatique névrite. — La douleur est continue, les troubles trophiques sont constants, la marche est progressive; on peut sentir par la palpation l'augmentation de volume du nerf sciatique.

3° Sciatique variqueuse. — Secondaire aux varices des jambes, c'est une forme névritique et rebelle.

4° Sciatique blennorragique. — Elle peut se montrer au décours de la blennorragie, chez les sujets jeunes.

5° Sciatique hystérique. — Elle se montre avec d'autres stigmates; il y a toujours de l'hyperesthésie.

6° Sciatique double. — Très rare, elle est presque toujours symptomatique d'une altération vertébrale.

Diagnostic. — Il est en général facile ; il faut, par la recherche des points douloureux, savoir distinguer la névralgie du nerf sciatique du *rhumatisme* chronique de l'articulation du genou ou de la hanche, du rhumatisme musculaire, de la coxalgie tuberculeuse et de la coxalgie hystérique.

TRAITEMENT. — On devra faire de la révulsion locale : pointes de feu sur le trajet du nerf, pulvérisations, stypage, électrisation.

Il faudra également traiter la cause *générale* ou *locale*.

V. — NÉVROSES

I. — HYSTÉRIE

L'hystérie est une névrose, capable de simuler toutes les maladies organiques, mais se produisant toujours avec un ensemble de caractères communs et relevant d'un état mental essentiellement prépondérant dans le mécanisme de toutes ses manifestations.

Connue depuis la plus haute antiquité, elle a été bien observée par Sydenham et par Briquet, mais son étude n'a été faite avec précision que depuis Charcot (1870). Plus récemment la psychologie de cette névrose a fait l'objet des travaux de Pierre Janet.

Étiologie. — Elle s'observe à l'âge de la puberté, surtout chez la femme. Cependant, dans les classes pauvres de la société, l'hystérie mâle est peut-être plus fréquente que l'hystérie féminine (Marie, Souques, Pitres et Bitot). La prédisposition héréditaire est fréquente, sous forme d'hérédité de transformation ; mais elle n'est pas suffisante et les *causes provocatrices* interviennent alors.

Les *causes provocatrices* sont :

1° *Émotions ;*

2° *Traumatismes*, capables de déterminer l'hystérie vraie, reconnue une et indivisible depuis les travaux de Charcot et de son école;

3° *Intoxications:* les hystéries provoquées par le plomb, l'alcool, le mercure sont pour Debove et Achard, Dreyfus-Brisac, etc., des hystéries spéciales; pour Charcot, elles ne diffèrent en rien de l'hystérie véritable.

4° *Maladies infectieuses et générales.*

DESCRIPTION CLINIQUE. — **I. Stigmates de l'hystérie.** — A. *Stigmates sensitifs et sensoriels.* — 1° *Anesthésie hystérique.*—Elle a tous les caractères d'une anesthésie créée par l'esprit ou simulée; elle est distribuée d'après les notions les plus grossières sur la morphologie extérieure, elle est systématisée pour certains contacts, elle peut être au contraire généralisée, mais avec conservation des réflexes cutanés. Souvent ignorée du malade, elle est très mobile et contradictoire. Elle peut être spécialisée :

Analgésie, anesthésie organique (anesthésie génitale),

Anesthésie tactile, anesthésie à la piqûre (doit être précisée à l'esthésimètre), anesthésie kinesthésique.

Anesthésie des muqueuses, et en particulier du pharynx.

Anesthésies sensorielles.— Ageustie ou perversion du goût, anosmie, surdité hystérique (se comporte comme la surdité d'origine centrale dans l'expérience de Rinne).

Amblyopie hystérique. — Rétrécissement concentrique unilatéral ou bilatéral permanent, mais variable dans son intensité, dyschromatospie, polyopie monoculaire par trouble de l'accommodation, présentant comme les autres anesthésies le caractère cérébral (n'existent plus dès qu'il y a une association de sensations, ex. roue de Newton, boîte de Flees).

En résumé, toutes ces anesthésies sont des troubles mentaux ; il semblerait qu'elles soient simulées. Pierre Janet a édifié une théorie d'anesthésie hystérique qu'il considère comme une distraction qui rend les sujets incapables de la *perception personnelle*, vis-à-vis de certaines sensations.

En effet, dans l'opération de la perception d'une sensation, il y a deux temps : *la sensation élémentaire subconsciente* et *l'assimilation* (à laquelle est liée la conscience). Il y a défaut d'assimilation et *rétrécissement du champ de la conscience.*

2° *Autres troubles sensitifs.— Hyperesthésies* siégeant au niveau de la tête (clou hystérique), localisées au niveau de la fontanelle bregmatique ou de la fontanelle lambdatique et s'irradiant suivant les sutures du crâne (Pierre Janet).

Hyperesthésies diverses : ovarienne, mammaire, ou en un point quelconque des membres. Ces points peuvent être le point de départ de crises : *zones hystérogènes.*

Paresthésies, dyesthésies.

B. *Troubles du mouvement.* — Ils ne portent ni sur les réflexes, ni sur les mouvements involontaires.

Les mouvements volontaires peuvent se faire par réaction lente (sous l'influence de la volonté). Ils peuvent être incoordonnés par perte du sens kinesthésique. Ils peuvent être simplifiés : les malades ne font qu'un seul mouvement, il y a automatisme psychologique, rétrécissement de l'impulsion motrice. Les mouvements peuvent être affaiblis : *amyosthénie*. Tous ces troubles sont nettement sous l'influence de la volonté.

Quand l'abolition du sens kinesthésique est liée aux troubles de la sensibilité, il y a *syndrome de Lasègue :* impossibilité de faire aucun mouvement dans le membre anesthésié, sans le secours de la vue, ou d'images visibles, tactiles ou kinesthésiques.

Il peut y avoir conservation de certains mouvements: *catalepsies partielles*, quand le malade ne voit pas son membre.

Dans d'autres cas, il y a *diathèse de contracture*, se manifestant sous forme d'actes isolés et systématisés.

C. *Stigmates psychiques.* — 1° *Amnésies hystériques.* — Elles peuvent être rapprochées des anesthésies par tous les caractères :

a) par leur siège : systématisées (ex. astasie abasie), localisées dans le temps (antérogrades ou rétrogrades), générales. On doit éliminer les amnésies continues qui ne sont pas de véritables amnésies,

b) par leur non-subjectivité : le malade ne souffre pas, il y a conservation des réflexes.

c) par *leur mobilité* et *leurs contradictions*. Enfin leur mécanisme se rapproche aussi de celui des anesthésies : distraction, impossibilité de la perception personnelle devant des sensations subconscientes..

2° *Aboulies hystériques.* — Comme les anesthésies, elles sont systématisées, localisées ou générales. Elles ont comme caractère d'être variables : il y a conservation des actes anciens et perte des actes nouveaux, perte de la perception personnelle avec conservation des actes inconscients. Il y a impossibilité et diminution de l'attention, avec défaut de résolution, d'où *folie du doute* et *idées fixes*.

3° *Troubles du caractère*. — L'*intelligence* est modifiée, il y a difficulté d'acquérir des faits nouveaux, exagération de ces faits une fois acquis, tendance à la rêverie et à l'idée fixe, docilité exagérée, ennui, emballement.

Les *émotions* sont exagérées par moments, toujours dans le même sens, le plus souvent vers les idées tristes et mélancoliques. Il peut y avoir des modifications spéciales vers l'érotisme, la simulation ou le suicide.

II. Accidents de l'hystérie.

1° Grande attaque — *Prodromes :* tristesse. irritabilité. Aura et troubles somatiques, sensation de boule hystérique.

Période épileptoïde, présentant les stades tonique, clonique et de résolution.

Période des grands mouvements : d'abord contorsions, attitude en arc de cercle, clownisme.

Période des attitudes passionnelles : jeux de physionomie, gestes et poses en rapport avec le rêve qui se déroule devant les yeux du malade.

Période de délire, de paroles.

Durée totale: 15 à 30 minutes. Terminaison par des cris, pleurs et hoquet. Répétition des crises et *état de mal*.

2° **Petite attaque.** — Réduction de la précédente : avec période prodromique et aura, période convulsive et période post-convulsive.

3° **Formes irrégulières.** — *Vertiges hystériques. Attaques épileptoïdes* rappelant par les convulsions l'attaque d'épilepsie vraie. *Attaques démoniaques. Attaques d'extase. Attaques syncopales. Attaques de sommeil*, simulant un sommeil naturel ou un coma, après lequel le malade se réveille avec une hémiplégie. *Automatisme ambulatoire.*

4° **Paralysies.** — Mort ou hémiplégie avec intégrité des réflexes, le plus souvent flasques, début à la suite d'un ictus, respectant la face, faisant traîner le membre inférieur, sans faucher.

5° **Contractures.** — Gardant une position fixe, cessant avec le chloroforme : la rigidité est très marquée et presque impossible à vaincre. Exemple : blépharospasme ou faux ptosis, hémispasme glosso-labié, coxalgie hystérique, spasme saltatoire.

6° **Chorées rythmiques** (saltatoire, natatoire et malléatoire) ou **arythmiques.** — Analogues à celles de Sydenham.

Tremblements les plus variés. *Tics.*

7° **Syndromes douloureux.** — Céphalée, pseudo-méningite, migraine ophtalmique, angine de poitrine hystérique.

8° **Accidents viscéraux.** — *a*) *Accidents respiratoires.* — Aphonie, mutisme, bégaiement, toux hystérique, permanente ou paroxystique. Dyspnée.

b) *Accidents digestifs.* — *Anorexie* aboutissant à l'amaigrissement et à la dénutrition, *dysphagie*, vomissements, baillement, tympanite.

c) *Accidents urinaires.* — Pendant les crises, il y a diminution de l'urée et inversion de la formule des phosphates (les phosphates alcalins diminuant de proportion par rapport aux phosphates terreux. Gilles de la Tourette et Cathelineau).

d) Fièvre hystérique.

9° Troubles trophiques. — Œdème blanc ou œdème bleu hystérique. Peau hystérique (douleur et gonflement), hémorragies, dermographisme, asphyxie locale des extrémités, atrophies musculaires.

10° Accidents mentaux. — Folie hystérique, confusion mentale, délire hypocondriaque, manie.

Traitement. — 1° Rechercher l'idée qui a présidé aux accidents, par l'interrogation du malade, à l'état de veille ou de sommeil hypnotique.

2° Détruire l'idée, en inspirant confiance au malade à l'état de veille ou en la modifiant pendant le sommeil hypnotique. Bienfaits de l'isolement (Charcot).

3° Traitement des manifestations : contre les attaques : l'aspersion., le siphonnage; contre l'anorexie : le gavage, etc.

Avant tout, le traitement psychique doit occuper le premier rang.

II. — ÉPILEPSIE.

L'épilepsie est une affection chronique, caractérisée par des troubles convulsifs encadrés par des troubles nerveux et psychiques très variables.

Nous n'avons en vue, en ce moment, que l'épilepsie que l'on considérait comme une névrose et qui aujourd'hui semble répondre à des malformations encore peu précises.

Étiologie. — Affection héréditaire, mais indirectement; rarement on voit l'épileptique, né d'épileptiques; l'épileptique est un rejeton de névropathes, d'aliénés, d'alcooliques.

Causes déterminantes. — Ivresse pendant la conception, mauvais état de la mère. — Infection de l'enfance, ayant déterminé des lésions encéphaliques, dont les symptômes apparaissent plus tard (Pierre Marie).

Causes occasionnelles. — La grossesse, la menstruation, l'alcoolisme, les troubles viscéraux, font éclore l'épilepsie. — Une fois l'épilepsie constituée, les accès reparaissent à l'occasion d'émotions, d'hallucinations ou de la période menstruelle.

Anatomie pathologique. — 1° Le malade a succombé pendant l'état de mal : il y a congestion de tous les centres nerveux.

2° Dans les autres cas, ou bien on n'a trouvé que des altérations vasculaires banales, ou bien on a trouvé les lésions suivantes :

a) *Sclérose tubéreuse* ou hypertrophique de Bourneville et Brissaud, caractérisée par l'hypertrophie, sous forme de noisettes ou de noix, de certaines circonvolutions avec indurations.

b) *Induration scléreuse névroglique*, sous forme de plaques disséminées (Féré), caractérisée au microscope par une sclérose pénicillée, en tourbillons.

Théories. — 1° *Théorie bulbaire.* — Basée surtout sur les expériences des physiologistes qui ont pu reproduire toutes les manifestations motrices, respiratoires et circulatoires, mais qui ne peuvent expliquer les manifestations psychiques.

2° *Théorie corticale.* — Basée sur l'expérimentation et aussi sur l'anatomie pathologique; elle peut expliquer tous les symptômes.

Il est probable que des moyens d'investigation nouveaux mettront en évidence, dans tous les cas, des lésions corticales.

DESCRIPTION. — **I. Prodromes.** — Quelquefois nuls; quelquefois éloignés (secousses musculaires, troubles sensitifs, subjectifs ou troubles viscéraux).

Prodromes immédiats : auras de diverses variétés.

Auras motrices : spasme musculaire, toux, hoquet, course, déplacement du malade en courant (*aura cursativa*).

Auras sensitives : sensation de chaud ou de boule.

Auras sensorielles : photophobie, diplopie, hallucinations, sensations olfactives.

Auras psychiques : réminiscence d'un événement antérieur, dépression mélancolique.

II. Grande attaque : haut mal. — 1° *Période de convulsions toniques :* pâleur, déviation des globes oculaires et de la tête, cri, raideur des membres, arrêt de la respiration et de la circulation, contractions des muscles abdominaux, d'où défécation et incontinence d'urine.

2° *Période de convulsions cloniques :* les yeux roulent, les dents grincent, la langue est projetée et déchirée, les lèvres sont couvertes de mousse sanguinolente, les muscles de la face grimacent, la respiration est saccadée.

3° *Période de stertor :* résolution avec ronflement et torpeur pendant quelques minutes ou une demi-heure au plus, puis réveil progressif, avec hébêtement, sans souvenir de ce qui s'est passé.

4° *Répétition des attaques :* tous les mois, tous les ans, ou tous les jours, quelquefois plusieurs fois par jour.

Quand les attaques se répètent coup sur coup et que le malade ne reprend pas connaissance, on peut affirmer qu'il y a état de mal ; dans une première période, il y a convulsion ; dans une deuxième, il y a épuisement et collapsus, avec élévation de la température progressive.

III. Attaques anormales. — *a*) *Petit mal*, vertige et perte de connaissance, sans convulsions, sans stertor.

b) *Absence*, avec perte de connaissance, sans chute.

c) Épilepsie procursive.

d) Automatisme ambulatoire.

e) Crises de sommeil.

f) Secousses, tremblement.

g) *Tic de Salaam*, spasmes salutatoires.

IV. Equivalents épileptiques. — *a*) *Equivalents psychiques : petit mal intellectuel :* délire impulsif, le plus souvent sans conscience ; *grand mal intellectuel :* accès de manie aiguë.

b) *Equivalents viscéraux :* migraine, asthme, vomissements, malaise abdominal.

V. Phénomènes interparoxystiques.— Tremblements, troubles du langage, troubles de la sensibilité, rétrécissement du champ visuel, déséquilibration mentale, *démence par épuisement ou démence dégénérative*.

Pronostic. — L'attaque n'est pas mortelle (dans quelques cas, cependant, il faut tenir compte des accidents de la chute). L'état de mal est mortel. Les formes vertigineuses et psychiques aboutissent à la cachexie nerveuse, à la démence.

Diagnostic. — Il faut se baser sur la constatation du cri, de la chute, de la morsure de la langue, des mictions et des selles involontaires.

L'*hystérie* ne s'accompagne pas de pâleur de la face, mais d'attitudes en arc de cercle, d'attitudes passionnelles et d'inversion de la formule des phosphates dans les urines (Gilles de la Tourette et Cathelineau); elle n'est pas modifiée par le bromure. Le diagnostic est particulièrement difficile entre la petite hystérie et le petit mal.

Les *vertiges, les délires* pourront reconnaître d'autres causes que l'épilepsie.

La *simulation* doit toujours être soupçonnée dans les hôpitaux.

Traitement. — Bromure de potassium à la dose, de 2 à 20 grammes, au début des principaux repas.

III. — ÉPILEPSIE JACKSONIENNE

Syndrome, décrit par Bravais (1827) et mieux par Jackson (1869), caractérisé par des convulsions paroxystiques qui, limitées à un groupe musculaire circonscrit et à une moitié du corps, restent conscientes.

Description. — **1° Prodromes.** — A longue portée, céphalée, vomissements, engourdissements. Auras motrices, sensitives, sensorielles, psychiques.

2° **Attaque.** — *a*). *Phase tétanique*, très courte.

b) *Phase clonique*, à point de départ toujours limité :

1° *Type à début facial*.

2° *Type à début brachial* (doigts, puis avant-bras, puis bras).

3° *Type à début crural*.

La morsure de la langue, la chute, l'incontinence d'urine sont rares.

c) *Phase résolutive*, très courte.

Pendant toute la durée, il y a conservation de la connaissance ; on peut observer la paralysie post-épileptoïde, des troubles de sensibilité et l'exagération des réflexes.

3° **Formes frustes.** — Épilepsie sensitive, forme à contracture, vertiges, migraine ophtalmique, absences.

Diagnostic. — Il faut différencier l'épilepsie jacksonienne de l'*épilepsie vraie*, qui a un cri initial, chute, morsure de la langue, incontinence d'urine; de l'*hystérie*, qui n'a pas d'hyperthermie, ni de paralysie post-convulsive, ni d'exagération des réflexes.

Diagnostic étiologique. — L'épilepsie jacksonienne est due à *une lésion* siégeant dans la région rolandique au niveau de la partie inférieure (lobule paracentral) de la partie moyenne ou de la partie inférieure.

La lésion peut être due à un *traumatisme* (enfoncement du crâne); à la *syphilis* (elle s'accompagne de céphalée, d'autres symptômes cérébraux et elle disparaît par le traitement); à la *tuberculose* (tubercule cérébral ou plaque méningée); à une *tumeur cérébrale* (cancer, gliome, kyste hydatique); à *l'hémorragie cérébrale* ou à la *méningo-encéphalite* de la paralysie générale, à la *sclérose cérébrale* chez les enfants (Bourneville).

Enfin plus rarement, l'épilepsie partielle relève d'une intoxication ou d'une auto-intoxication (urémie, alcoolisme, acétonémie).

Traitement. — Etant donnée la localisation exacte de la lésion, s'il ne s'agit pas de syphilis, le chirurgien pourra pratiquer la trépanation ou l'extirpation de la lésion.

S'il s'agit de syphilis, le traitement intensif (frictions, injections intramusculaires de mercure, iodure de potassium) amène la guérison complète.

IV. — NEURASTHÉNIE

Maladie décrite par Beard, de New-York, caractérisée par de nombreux troubles subjectifs, qui relèvent tous d'une faiblesse des centres nerveux.

Étiologie. — Elle s'observe de 20 à 50 ans, dans les pays où la lutte pour l'existence est pénible, et surtout dans les villes.

Les deux grandes causes sont :

1° Une prédisposition héréditaire (neurasthénie constitutionnelle), soit hérédité neuro-arthritique, soit hérédité névropathique, soit hérédité directe;

2° Des causes provocatrices, créant une neurasthénie passagère : surmenage cérébral ou émotions violentes, dépression, maladies infectieuses.

Description. — 1° **Stigmates de la neuras-**

thénie. — *Céphalée.* — En casque, surtout à la nuque, continue ou paroxystique. *Asthénie neuromusculaire*, lassitude dans les mouvements les plus simples.

Rachialgie. — Douleurs spontanées avec hyperesthésie, surtout au niveau du sacrum.

Dyspepsie gastro-intestinale, forme légère. — Conservation de la faim, sensation de bien-être, puis digestion laborieuse, bouffées de chaleur, torpeur, avec ou sans hyperchlorhydrie, *forme grave* avec hyperchlorhydrie marquée, fermentation anormale, dénutrition prononcée.

Insomnie, avec idées dépressives. — *Dépression cérébrale*, caractérisée surtout par l'aboulie, la diminution de l'attention, impossibilité de prendre une décision.

2° Symptômes accessoires. — Vertiges, troubles de la sensibilité (hyperesthésies, névralgies)- troubles de la motilité (crampes, contractions fibrillaires, tremblement), troubles sensoriels (asthénopie intermittente, diminution de l'ouïe, de l'odorat), neurasthénie génitale (frigidité, pollakiurie), neurasthénie cérébro-cardiaque de Krishaber, etc.

Formes cliniques. — **1° Par prédominance sur l'un des appareils.** — *a*). Neurasthénie cérébrale, neurasthénie spinale, neurasthénie cérébrospinale (avec syndromes psychiques : agoraphobie, claustrophobie, etc.).

b) Neurasthénie dyspeptique.

c) Neurasthénie génitale.

2° Formes étiologiques. — *a*) Forme héréditaire, constitutionnelle, incurable, susceptible d'amélioration, de rémission, mais non de guérison.

b) Forme acquise : neurasthénie par surmenage, neurasthénie par traumatisme (accidents de chemins de fer), neurasthénie associée à l'hystérie; hystéroneurasthénie (railway spine).

Diagnostic. — 1° Les formes de neurasthénie viscérale simulent toutes les affections organiques.

2° Les formes de neurasthénie cérébrospinale simulent :

a) La *paralysie générale*, qui s'en distingue par le signe d'Argyll-Robertson, le délire, l'exagération des réflexes; etc.

b) La *tumeur cérébrale*, par la céphalée plus violente, et les vomissements en fusée.

c) Le *tabes*, par l'absence des réflexes, l'examen des pupilles.

3° Les *stigmates* isolés, tels que vertiges, céphalalgie, névralgies, simulent tous les vertiges, les migraines, les douleurs rhumatoïdes, etc.

Pronostic. — N'est pas grave, quand la maladie n'est pas héréditaire. Mais le pronostic devra être réservé toutes les fois que l'on soupçonnera que la neurasthénie est le prélude de la paralysie générale ou d'une psychose.

Traitement. — 1° *Suppression de la cause :* surmenage ou maladie provocante.

2° *Hygiène morale : isolement*, le malade doit régler lui-même sa vie et exécuter la règle avec ponctualité, substituer à l'activité régie par une volonté impuissante l'activité régie par l'habitude;

rôle moral du médecin. Repos intellectuel. — Voyages, mais réglés à l'avance.

3° *Hygiène physique :* régularité des repas, peu abondants et fréquents.

Exercices physiques modérés et réguliers.

Hydrothérapie : douches froides dans les cas de dépression ; bains chauds contre l'excitation.

Au total, donner *au malade fatigué* et incapable d'une *activité coordonnée* et *volontaire* la possibilité d'une activité par *entraînement habituel.*

V. — MALADIE DE PARKINSON

La maladie de Parkinson ou *paralysie agitante* se développe entre 40 et 60 ans, à la suite d'émotions violentes, de passions dépressives, de traumatismes.

Anatomie pathologique. Pathogénie. — Longtemps on a cru que la maladie de Parkinson était une névrose. Elle n'est plus aujourd'hui considérée comme telle que provisoirement.

Parkinson a signalé l'hypertrophie du bulbe, de la protubérance. — D'autres auteurs trouvent de la myélite périépendymaire. — Pour Gauthier, c'est une dystrophie d'origine musculaire. — Dana a trouvé des lésions vasculaires dans l'écorce cérébrale et dans la région périépendymaire.

Pour Brissaud, ce serait un tonus musculaire, dont la lésion serait située au niveau du pédoncule et de la région sous-optique.

Symptômes. — 1° *Attitude.* — Le malade est soudé, figé. Le regard est fixe, le masque marque un étonnement persistant. Pour se déplacer, il se remue d'une pièce. « Il court après son centre de gravité », il y a propulsion ou latéropulsion ou rétropulsion.

Le membre supérieur est raidi : l'avant-bras fléchi, les doigts raidis et le pouce opposé dans la position de la main qui tient une plume (attitude rappelant le rhumatisme chronique).

2° *Tremblement.* — Il occupe tout le corps, sauf la tête.

Les membres supérieurs sont agités : le malade file la laine, émiette du pain. Il est maladroit de ses mains.

Aux membres inférieurs, le talon tape le sol.

La mâchoire inférieure marmotte une litanie interminable.

Les oscillations sont de 4 à 7 par seconde. Le tremblement cesse pendant les mouvements intentionnels.

Tous les segments du corps sont animés d'oscillations synchrones (Brissaud).

3° *Autres symptômes secondaires.* — Faiblesse générale. — Crainte permanente du chaud, bouffées de chaleur. — Crampes musculaires, besoin d'étirer les jambes.

Yeux fixes ; pupilles étroites et raides.

Parole lente, traînante, précipitée par moments.

4° *Troubles psychiques.* — Le Parkinsonien est figé intellectuellement ; il y a indifférence apparente, mais en réalité apathie et égoïsme : le Parkinsonien exige qu'on s'occupe de lui et ne fait rien en retour.

On observe aussi le délire de la suspicion, ou la vésanie franche.

Évolution. — La raideur est le symptôme initial. On peut voir des attitudes parkinsoniennes isolées, sans tremblement, mais jamais de tremblement sans raideur.

Durée : 10, 15, 30, ans.

Terminaison : le malade devient grabataire, gâteux et succombe à une maladie intercurrente.

Formes cliniques. — 1° Début apoplectiforme.

2° Formes monoplégiques.

3° Formes hémiplégiques. Brissaud rapproche ces formes des hémiplégies suivies de rigidité et de tremblement et des hémiplégies des pseudobulbaires.

Diagnostic. — 1° *De la rigidité*, qui simule une *paraplégie spasmodique* ou le *rhumatisme chronique*.

2° *Des tremblements* avec le tremblement de la sclérose en plaques (voir au diagnostic de cette affection, p. 140), de l'hystérie, le tremblement le tremblement de Basedow, les tremblements des sénile, intoxications (mercure, plomb).

Traitement. — Hyoscyamine, arsenic, chanvre indien ; fauteuil trépidant.

VI. — TÉTANIE

La tétanie est un syndrome caractérisé par des spasmes musculaires survenant par accès.

Description du syndrome. — I. *Prodromes : précoces :* fourmillement, engourdissement ; *tardifs :* sensation d'engourdissement, de raideur, précédant immédiatement la contracture.

II. *Accès.* — 1° *Forme bénigne.* — Convulsions toniques caractérisées par la raideur et la contracture, par l'impossibilité de redresser les muscles tendus, par la douleur. Les doigts sont fléchis en griffe, la main se présente en forme de cône. Les orteils sont fléchis sur la plante du pied, etc.

Durée de l'accès : 10 à 15 minutes.

2° *Forme moyenne.* — Douleur intense avec phénomènes spasmodiques plus marqués, plus fréquents et généralisés : elle peut prendre les muscles grands pectoraux, les muscles de la déglutition, les muscles de la face.

Phénomènes généraux avec fièvre et malaise.

3° *Forme grave.* — Les accès sont répétés à de courts intervalles.

III. *Symptômes accessoires.* — 1° Parésie dans l'intervalle des accès.

2° *Signe de Trousseau :* l'excitabilité mécanique des nerfs amène la reproduction des accès.

3° *Signe de Chvostek :* l'excitabilité mécanique des muscles et des nerfs amène leur contraction. Weiss l'a mis en évidence pour le facial d'où le nom de *signe du facial* ou de *Weiss*. Hoffmann l'a mis en évidence pour les autres nerfs, d'où le nom de *signe d'Hoffmann*.

4° *Signe d'Erb,* il y a exagération de l'excitabilité des muscles et des nerfs.

5° Troubles trophiques : quelquefois vasocongestion et œdème.

6° Quelquefois attaques épileptiformes.

Évolution. — Quelquefois les accès durent quelques jours : dans d'autres cas, ils reviennent pendant 20 ans, se répétant à l'occasion des mêmes causes (grossesse, accouchement, allaitement).

Pronostic. — Bénin dans la tétanie d'origine infectieuse.

Grave dans les tétanies des maladies de l'estomac et de la cachexie strumiprive.

Diagnostic. — Le *tétanos* débute par le trismus et a une évolution particulière.

La *méningite* est caractérisée par un état spasmodique avec contractures, mais sans accès, avec exagération constante des réflexes.

La *contracture hystérique* ne survient pas par accès.

Les *crampes professionnelles* sont limitées à la main.

Diagnostic étiologique. — 1° *Tétanie des sujets sains* : qui survient par épidémie, par contagion nerveuse probable, sous l'influence du froid ou de vives émotions.

2° *Tétanie des femmes enceintes, des accouchées et des nourrices*, et, dans quelques cas, tétanie de la menstruation.

3° *Tétanie dans les infections*, particulièrement dans la fièvre typhoïde, la dysenterie, le choléra.

4° *Tétanie dans les auto-intoxications* : *a)* au cours de la diarrhée infantile; *b)* au cours des affections du tube digestif chez l'adulte, de la diarrhée; *c)* au cours de la *dilatation d'estomac* avec hypersécrétion permanente; *d)* au cours de l'*urémie*.

5° *Tétanie strumiprive*, qui survient avec le myxœdème, à la suite d'extirpation du corps thyroïde.

6° *Tétanie dans les intoxications* : ergotinisme, alcoolisme, etc.

Anatomie pathologique. Pathogénie. — Toutes les lésions ont été trouvées, toutes les hypothèses ont été faites. Aucune d'elles n'est satisfaisante.

Traitement. — 1° Supprimer la cause : thérapeutique intestinale; opothérapie thyroïdienne, etc.

2° Contre les accès : bromures, calmants, antispasmodiques, etc.

VII. — ATHÉTOSE DOUBLE

Suivant certains auteurs, c'est une entité morbide; suivant d'autres, c'est un syndrome lié aux affections les plus diverses, sclérose cérébrale, maladie de Friedreich, hystérie.

Anatomie pathologique. — Les lésions anatomiques n'ont pu être précisées. C'est cependant le plus souvent à la suite d'affections encéphaliques de l'enfance; méningo-encéphalites, polio-encéphalites.

Symptômes. — La face est grimaçante et donne au malade l'aspect d'un pitre. Les mains et les doigts ont des mouvements lents et onduleux, pétrissant des objets imaginaires, le pouce se mettant dans l'axe du petit doigt, les mouvements sont arythmiques et irréguliers et liés à un état spasmodique des muscles. La démarche est spasmodique.

L'intelligence peut être intacte. Le plus souvent, le malade est un *minus habens*.

Évolution. — L'affection débute dans l'enfance ; elle ne compromet pas la vie, mais elle voue le malade au ridicule.

Diagnostic. — *Dans la chorée*, les mouvements n'ont pas de raideur ; la parole est plus explosive.

Dans diverses maladies : ataxie, paralysie infantile, hystérie, névrites périphériques, il existe des mouvements athétoïdes.

Traitement. — Absolument impuissant. On a cependant tenté l'orthopédie, la résection d'une partie de l'écorce cérébrale.

VIII. — MALADIE DES TICS CONVULSIFS

Maladie caractérisée par des mouvements *conscients* et *involontaires* d'un ou plusieurs muscles du corps reproduisant quelque geste réflexe ou automatique de la vie ordinaire.

Description clinique. — **Tics**. — *Face*. — Clignotement des paupières, rictus, arrondissement de l'orifice labial, crachotement, reniflement spasmodique.

Tête et cou. — Contractions spasmodiques du sterno-cleido-mastoïdien, flexion de la tête en avant ou en arrière.

Membres. — Haussements d'épaules ; mouvements d'abduction des épaules ; mouvements divers de grattage ; le pied piaffe le sol, piétine.

Les caractères des tics sont les suivants : 1° jamais d'incoordination motrice vraie (les malades sont capables de tous les mouvements) ; 2° les tics reproduisent les mouvements de la vie ordinaire ; 3° se répètent par accès isolés et sont systématiques ; 4° exagérés par les émotions, ils sont diminués par le sommeil par les maladies aiguës, par la volonté.

Troubles de la parole et troubles psychiques. — Exclamation involontaire, coprolalie. — Échomatisme se traduisant par échokinésie et écholalie.

Diminution de l'attention, idées fixes obsédantes, phobies, folie du doute, etc.

Évolution. — Le début se fait par les tics et le malade en arrive à l'exclamation involontaire, à écholalie, etc. Au bout de quelques années, dans es cas graves, il devient un véritable aliéné.

Diagnostic. — *Les tics coordonnés* sont des habitudes *inconscientes.*

La chorée rythmique hystérique a certaines formes de mouvement (saltatoire, malléatoire, etc.).

La chorée de Sydenham a des mouvements plus étendus, moins brusques.

Le paramyoclonus multiplex est caractérisé par ses secousses, jamais généralisées, ne reproduisant pas les gestes de la vie ordinaire.

L'hystérie peut, elle aussi, présenter des tics et être jointe à la maladie des tics.

Étiologie. — C'est une forme de la dégénérescence héréditaire qui apparaît sous une forme fruste dans l'enfance et se développe ensuite, à l'occasion d'une émotion ou d'un traumatisme.

Traitement. — Isolement ; bromures ; hydrothérapie.

IX. — CHORÉES

On désigne sous le nom de *chorée* un certain nombre de troubles du mouvement très différents. Il existe des *chorées vraies* et des *chorées fausses* ou myoclonies. Les *chorées vraies*, dont le type est la chorée de Sydenham, comprennent la chorée molle, la chorée des femmes enceintes, la chorée variable des dégénérés de Brissaud, la chorée chronique héréditaire de Huntington.

I. — Chorées vraies

I. Chorée de Sydenham. — Son histoire est attachée aux travaux de Sydenham (1688), de Bouteille (1810), de Germain Sée (1850) et de Charcot (1877-1887).

Étiologie. — Influence des changements de saison.

Influence de l'âge (de six à onze ans), du sexe (chez les filles).

Hérédité directe rare, hérédité de transformation fréquente.

Sous l'influence du rhumatisme articulaire aigu, dans 2 cas sur 5, suivant Germain Sée. — Très fréquemment sous l'influence de maladies infectieuses : scarlatine, rougeole, etc.

Sous l'influence du traumatisme, des émotions, sous l'influence de la contagion nerveuse (fréquemment imitation).

Pathogénie. — Elle découle de l'étiologie :

1° *Théorie nerveuse* de Charcot.

2° *Théorie rhumatismale* de Germain Sée.

3° *Théorie nerveuse* de Joffroy : c'est une névrose cérébro-spinale d'évolution, apparaissant chez des dégénérés, à l'occasion d'une cause provocante quelconque, fréquemment le rhumatisme.

4° *Théorie infectieuse* : déjà soutenue par Pianese, Leredde, Triboulet, depuis 1891, elle a un regain de faveur depuis les recherches microbiologiques sur le rhumatisme articulaire aigu (Achalme, Triboulet, Thiroloix).

Anatomie pathologique. — On a trouvé des foyers hémorragiques avec *corps spéciaux* dans les centres nerveux, des lésions périvasculaires. Mais ces lésions n'ont rien de pathognomonique.

Physiologie pathologique. — Théories très vagues : 1° *de l'embolie ;* 2° *dyscrasique ;* 3° *nerveuse.*

Description clinique. — *Début brusque :* à la suite d'une émotion vive. *Début lent :* troubles de l'intelligence et de l'affectivité, maladresse à la table.

1° *Troubles de la sensibilité.* — Mouvements involontaires, conscients et rapides, irréguliers, généralisés ou localisés à une moitié du corps.

Aspect général : à la face, grimaces bizarres, le malade fait la moue, remue la langue.

Troubles de la déglutition. Parole modifiée. Mouvements des globes oculaires.

Aux membres supérieurs, faculté de préhension diminuée, gêne du malade pour prendre un verre rempli d'eau.

Marche impossible ; sautillement perpétuel.

Troubles du diaphragme et des sphincters.

2° *Troubles de la sensibilité.* — Arthralgies, névrodynies.

3° *État mental.* — Le malade était déjà prédisposé par sa dégénérescence le plus souvent ; la chorée fait éclore la folie, la vésanie, le délire hallucinatoire et, dans quelques cas, les troubles mentaux légers.

4° *Chorée cardiaque.* — Arythmie, ou endocardite rhumatismale, ou endocardite infectieuse non rhumatismale, ou troubles anémiques du cœur.

Formes cliniques. — 1° *Bénigne.*

2° *Grave*, pouvant aboutir à l'état de mal choréique avec fièvre et se terminant par la mort.

Évolution. — *Marche* irrégulière, avec récidives et rechutes.

Durée : de six semaines à quatre mois. Exceptionnellement elle devient chronique.

Pronostic. — Bénin.

Diagnostic. — 1° des tremblements; 2° de l'athétose double; 3° de la maladie des tics à mouvements rapides, mais brusques; 4° des myoclonies; 5° des chorées symptomatiques posthémiplégiques ou hystériques.

Traitement. — Antipyrine, strychnine, tartre, stibié.

II. Chorée molle. — Ce sont des cas de chorée où la paralysie domine véritablement la scène.

Étiologie. — Elle est très obscure. La maladie apparait chez les enfants de 2 à 14 ans : le plus souvent à la suite d'une maladie infectieuse.

Description. — 1° *Chorée molle* proprement dite. — Paralysie des quatre membres, ou monoplégie ou hémiplégie, avec petits mouvements incoordonnés. Elle se termine par la guérison.

2° *Paralysie chez les choréiques.* — Accompagnant, précédant ou suivant la chorée; quelquefois véritable amyotrophie.

Diagnostic. — Il devra être fait avec les paralysies des enfants : *paralysie infantile, paralysie du mal de Pott, paralysie hystérique.*

TRAITEMENT. — Minimum, car la chorée molle guérit seule.

III. Chorée des femmes enceintes.

ÉTIOLOGIE. — Elle frappe les femmes jeunes entre 18 et 23 ans, au troisième ou au quatrième mois de la gestation.

SYMPTÔMES. — Ce sont ceux de la chorée de Sydenham, avec troubles mentaux un peu accentués.

ÉVOLUTION. — Elle persiste juqu'à la fin de la grossesse et cesse le plus souvent au moment de la délivrance. Elle peut amener l'avortement.

PRONOSTIC. — Il est donc grave à ce point de vue.

IV. Chorée variable des dégénérés. — Décrite par Brissaud (1896).

Caractérisée par la *variabilité* (modifications de la chorée dans le temps : rémissions, disparition), par le *polymorphisme* (exemple : transformation d'une chorée saltatoire en petits mouvements ou en tics d'habitude) et par les *stigmates de dégénérescence.*

V. Chorée chronique héréditaire ou chorée de Huntington (1872).

ÉTIOLOGIE. — Elle est héréditaire et familiale, portant sur plusieurs générations successives. Elle apparaît surtout de 30 à 45 ans. Elle succède quelquefois à des manifestations rhumatismales, aux émotions morales.

ANATOMIE PATHOLOGIQUE. — Les lésions sont inconstantes ou banales.

NATURE. — Tandis que les uns (Déjerine, Lannois, Lenoir, etc.) en font une maladie distincte de la chorée de Sydenham, les autres (Charcot, Joffroy) défendent l'unité des chorées.

Symptômes. — Ce sont ceux de la chorée de Sydenham : les mouvements semblent cependant s'arrêter transitoirement, sous l'influence de la volonté.

L'état mental est modifié : affaiblissement, hypochondrie.

Évolution. — Absolument chronique ; on ne connaît pas d'exemple de guérison.

Le pronostic est donc très grave.

Diagnostic. — 1° Avec *la chorée de Sydenham* non héréditaire, souvent chez l'enfant.

2° Avec *la chorée symptomatique*.

3° Avec *l'athétose double*, à mouvements souples et lents ;

4° Avec *la maladie des tics*, à mouvements brusques avec obsessions, coprolalie, écholalie.

Traitement. — Bromure de potassium.

2. — Chorées fausses ou myoclonies

Ensemble de contractions brusques, incoordonnées, rythmiques ou arythmiques, avortées ou suivies d'un déplacement effectif.

Cette classe comprend le paramyoclonus multiplex, la chorée de Bergeron, la chorée fibrillaire de Morvan et la chorée de Dubini, et, suivant quelques-uns, la maladie des tics.

I. Paramyoclonus multiplex. — Affection caractérisée par des convulsions chroniques, limitées à des groupes de muscles, le plus souvent symétriques.

Description. — *Début* par des contractions involontaires dans les muscles de la cuisse et du mollet. *Accès constitué :* secousses musculaires brusques senties par le malade ou visibles avec contractions fibrillaires, se succédant rapidement, quelquefois cent fois par minute, suivies quelquefois de mouvements reproduisant les mouvements intentionnels. Ils siègent aux membres inférieurs (le plus souvent triceps) ou aux membres supérieurs (deltoïde, muscles de l'épaule) et sont distribués d'une façon symétrique. Les muscles de la vie organique peuvent être pris : hoquet, palpitations, etc. Durée : un quart d'heure.

Ces secousses sont provoquées par les émotions et les excitations cutanées. Elles sont suspendues par la volonté. Elles ne s'accompagnent ni de diminution de la force, ni d'incoordinations.

Evolution progressive, avec rémissions ou même guérison.

Diagnostic. — Il se rapproche beaucoup de celui de la *maladie des tics*.

Pathogénie. — Elle est très obscure. La maladie s'observe le plus souvent à l'âge adulte.

Traitement. — Pas d'hydrothérapie ; cocaïne, sulfate d'ésérine.

II. Chorée électrique de Bergeron-Hénoch. — Elle s'observe chez les enfants, souvent au cours d'affections gastriques.

Description. — Secousses brusques, ressemblant à des décharges électriques, réparties sur tout le corps, sans aucun rythme.

État mental affecté.

Évolution rapide vers la guérison.

Certains auteurs regardent cette affection comme une modalité du paramyoclonus.

III. Chorée fibrillaire (de Morvan). — Elle s'observe dans l'adolescence et est caractérisée par les *contractions fibrillaires*, ou même les *contractions fasciculaires* de certains muscles à l'état de repos et cessant pendant les mouvements : ces contractions ne sont jamais suivies de mouvements.

IV. Chorée de Dubini. — Cette affection a été regardée autrefois comme une myélite ou comme un typhus cérébro-spinal (Jaccoud). Elle est caractérisée par des secousses électriques généralisées, par des attaques convulsives sans perte de connaissance, et par des douleurs contusives de la tête, de la nuque et de la région lombaire.

Évolution. — Rapide, de quelques jours à 4 ou 5 mois.

La terminaison est la mort dans 90 pour 100 des cas : elle se fait par rapprochement des accès.

VI. — MALADIES DES MUSCLES

I. — ATROPHIES MUSCULAIRES PROGRESSIVES

On désigne sous ce nom une altération organique progressive des muscles. Duchenne (de Boulogne) a le premier bien étudié cette affection sous le nom d'*atrophie musculaire progressive* avec *transformation graisseuse* (1849).

Mais après Duchenne, on a divisé cette affection en deux groupes distincts :

1° *Atrophies musculaires d'origine spinale* (lésions des cornes antérieures montrées par les travaux de Luys, Lockhardt-Clarke, Hayem, Charcot et Joffroy);

2° *Myopathies primitives progressives.*

Chacun des groupes a lui-même été démembré :

Le premier, groupe comprenait des atrophies musculaires, qui aujourd'hui sont décrites dans les symptômes de la syringomyélie, de la sclérose latérale amyotiphique.

Le second groupe a été divisé en plusieurs sous-groupes : paralysie pseudohypertrophique et type Leyden-Mœbius, forme juvénile d'Erb, myopathie Landouzy-Déjerine, myopathie Charcot-Marie.

II. — PREMIER GROUPE : ATROPHIE MUSCULAIRE PROGRESSIVE D'ORIGINE SPINALE (TYPE DUCHENNE-ARAN).

Anatomie pathologique. — La caractéristique de cette affection c'est une poliomyélite antérieure chronique : on trouve dans la *substance grise* des lésions inflammatoires, corps granuleux et dilatation des vaisseaux, avec atrophie des grandes cellules motrices. Les *racines antérieures* sont normales ou présentent de la sclérose péritubulaire. Les *nerfs périphériques* sont absolument sains. Les *nerfs intramusculaires* sont altérés.

Quant aux *muscles*, ils sont le siège de myosite (Hayem), se traduisant par prolifération des noyaux du sarcolemme — et aboutissant à l'atrophie simple ou à la dégénérescence granuleuse ou granulo-graisseuse.

Étiologie. — Affection de l'âge adulte, non héréditaire.

Causes occasionnelles : surmenage, traumatisme, maladie infectieuse, syphilis, quelquefois paralysie infantile.

Symptômes. — 1° *Début et extension*. — Le plus souvent, début par les muscles de l'éminence thénar ou de l'éminence hypothénar, aplatissement de la paume de la main. Les interosseux sont pris et il y a alors main en griffe.

Extension aux muscles de l'avant-bras et aux muscles de l'épaule.

Extension aux muscles du tronc ; muscles de l'omoplate, des gouttières vertébrales, de l'abdomen, muscles de la respiration, muscles des membres inférieurs.

2° *Variétés de début.* — Type scapulo-huméral; début par les muscles du tronc; début par les muscles du membre inférieur.

3° *Caractères de l'atrophie.* — Elle s'accompagne d'affaiblissement des mouvements, mais sans que la paralysie précède l'atrophie. *Contractions fibrillaires* et *contractions fasciculaires* brèves, intermittentes, dont on faisait autrefois un signe pathognomonique de l'atrophie musculaire progressive.

4° *Contractilité électrique.* — *a*) réaction de dégénérescence, perte de contractilité faradique, modification qualitative de la contractilité galvanique;

b) Contraction diplégique de Remak provoquée dans les muscles en voie d'atrophie, par l'excitation du ganglion supérieur du sympathique cervical;

c) Palmospasme, agitation de la main sous l'influence d'un courant.

5° *Réflexes tendineux* normaux. *Sensibilité* normale. Pas de *troubles trophiques*. Pas de troubles des *sphincters*.

Évolution. — *Marche* progressive, mais avec phase d'arrêt.

Durée de trois à six ans.

Terminaison par paralysie du diaphragme ou par paralysie des noyaux moteurs du bulbe.

Pronostic. — Fatal.

Diagnostic. — La *sclérose latérale amyotrophique* présente de l'atrophie musculaire, mais avec contracture et réflexes exagérés.

La *syringomyélie* présente de l'atrophie musculaire, mais avec la dissociation de la sensibilité et les troubles trophiques.

La *sclérose en plaques* présente aussi en outre du nystagmus et du tremblement.

La *lèpre nerveuse* peut présenter de l'atrophie, mais avec anesthésie et troubles trophiques.

Les *paralysies saturnines* peuvent simuler le type Aran-Duchenne, mais elles prédominent souvent sur les extenseurs. Les contractions fibrillaires manquent. Il y a un liseré gingival et des antécédents saturnins (colique de plomb, etc.).

Les *amyotrophies d'origine articulaire* (arthrite blennorragique, tumeur blanche, arthrites traumatiques par fractions ou entorse), les *amyotrophies d'origine abarticulaire* (fracture, contusion) seront reconnues à leur cause et à leur localisation.

III. — DEUXIÈME GROUPE : MYOPATHIE PRIMITIVE PROGRESSIVE

La myopathie primitive progressive possède un certain nombre de caractères généraux ; quelques caractères spéciaux permettent de décrire plusieurs variétés.

Étiologie. — Maladie survenant dans l'enfance ou l'adolescence. Maladie familiale et héréditaire.

Anatomie pathologique. — 1° *Muscles :* Hypertrophie de quelques *fibres musculaires*, atrophie du plus grand nombre, dégénérescence graisseuse et granuleuse dans quelques cas. Inflammation lente du *tissu interstitiel*, aboutissant à la sclérose et, dans quelques cas, à la transformation graisseuse.

2° *Moelle*, nerfs périphériques absolument intacts.

Caractères cliniques. — Elle se manifeste tantôt par l'atrophie, par la pseudohypertrophie ou par l'hypertrophie : d'où un certain nombre de variétés.

Elle siège sur un groupe isolé de muscles : d'où encore un certain nombre de variétés.

Pas de *contractions fibrillaires*, pas de *réaction de dégénérescence*, pas de réflexes tendineux, ni de troubles de la sensibilité. Pas de *syndrome glosso-labié*.

Variétés cliniques. — **1° Paralysie pseudohypertrophique** (Duchenne). — C'est la première variété qui ait été extraite du groupe des atrophies musculaires.

Début : en général, dans la *première enfance*, par les *muscles des membres inférieurs*, qui sont parésiés, mais non modifiés.

L'hypertrophie apparaît, portant sur les muscles des mollets, des fesses, des lombes, et donnant un modelé caractéristique aux membres inférieurs. La palpation présente une résistance ligneuse ou pâteuse.

Extension et Evolution. — L'hypertrophie gagne les membres supérieurs et particulièrement les muscles de l'épaule, surtout le deltoïde; quelquefois les muscles de la face sont pris. Elle peut se manifester dans ces muscles sous forme d'atrophie, tandis que les membres inférieurs sont encore hypertrophiés.

La parésie s'accentue : les malades marchent en

se dandinant, en se cambrant, d'où ensellure lombaire ; ils ne peuvent se lever.

La maladie se prolonge pendant un grand nombre d'années, aboutissant à l'impotence fonctionnelle. Elle se termine par une maladie intercurrente.

2° **Formes frustes.** — Il existe des formes où la pseudohypertrophie est passagère et cède rapidement la place à l'atrophie.

3° **Type Leyden-Mœbius.** — Il n'y a pas de pseudohypertrophie marquée. L'évolution des symptômes est la même.

Diagnostic. — Un examen attentif permettra de ne pas méconnaître la paralysie pseudohypertrophique. — Par un de leurs caractères, quelques maladies pourront la rappeler : la *maladie de Thomsen*, par le développement de la musculature, mais on trouve la rigidité tétanique au début des mouvements ; *la luxation congénitale de la hanche*, par l'aspect seul de la démarche, mais l'examen des articulations fera le diagnostic.

IV. — TYPE LANDOUZY-DÉJERINE

Symptômes. — Le malade a un aspect spécial (facies myopathique), les lèvres sont éversées (lèvres de tapir), le malade lit de travers, la physionomie est atone.

L'orbiculaire des paupières est atteint : l'occlusion est incomplète, le front est lisse.

Quand les symptômes sont plus marqués, les troubles fonctionnels s'accentuent : le malade ne peut siffler, ni souffler, ni articuler les syllabes.

Extension : aux membres supérieurs, aux muscles de l'épaule : deltoïde, long supinateur, biceps, brachial antérieur, trapèze, triceps, etc., rarement les muscles des avant-bras et des mains.

Les muscles du tronc sont atteints et donnent un aspect spécial au thorax qui s'aplatit ; l'abdomen, avec le thorax, a un aspect de *taille de guêpe.*

Les muscles des membres inférieurs se prennent à leur tour.

Durée très longue ; trente, quarante ans.

Diagnostic. — Mêmes facilités de diagnostic que dans la forme précédente. Seul le facies myopathique pourrait faire croire à une *diplégie faciale*, à une *paralysie glossolabiée.*

V. — FORME JUVÉNILE D'ERB

On l'appelle encore *type scapulo-huméral.*

Symptômes. — Le début se fait par les muscles de l'épaule : long supinateur, brachial antérieur, puis le petit pectoral, sauf le claviculaire, petit dorsal, petit dentelé. Le sus et sous-épineux, le sterno-cleido-mastoïdien sont longtemps respectés ou bien ils présentent de la pseudohypertrophie.

Les muscles des mains sont intacts très longtemps.

Plus tard, tous les muscles, ceux de l'abdomen, ceux du thorax, ceux des gouttières vertébrales prennent un aspect spécial : écartement des omoplates, l'atrophie frappe les muscles antéro-externes. Le diaphragme est atteint.

Durée. — La durée peut être aussi longue que dans la forme précédente.

VI. — TYPE CHARCOT-MARIE

C'est une variété irrégulière d'atrophie musculaire.

Etiologie. — Maladie familiale et héréditaire.

Symptômes. — *Début* par les petits muscles des pieds et les muscles antéro-externes de la jambe. Puis tous les muscles de la jambe et les muscles de la cuisse en débutant par le triceps. Le membre supérieur est atteint : les muscles des mains et des avant-bras s'atrophient.

Les muscles des épaules, du tronc sont indemnes.

Caractères de l'atrophie : pas de contractions fibrillaires, paralysie flasque, réaction de dégénérescence, réflexes normaux ; la pointe des pieds est tombante, il y a steppage. L'atrophie, étant limitée, revêt l'aspect en jarretière.

Troubles vasomoteurs : marbrure, adipose des téguments.

Pathogénie. — La nature myélopathique ou névritique de cette affection a été discutée, mais non résolue.

VII. — MALADIE DE THOMSEN

Thomsen décrivit en 1876 cette affection dont plusieurs membres de sa famille et lui-même étaient atteints.

Etiologie. — La seule influence bien connue est l'*hérédité*. La maladie peut sauter une génération. Elle peut être transformée.

Description. — Elle est caractérisée par la raideur musculaire qui apparaît au début des mouvements. Le malade doit se détendre et ce n'est qu'au bout de quelques instants que les mouvements deviennent plus simples et à peu près normaux. Encore le malade ne doit-il pas interrompre un mouvement, ni changer le rythme.

Aux membres inférieurs, la raideur amène un retard dans la mise en route, dans l'acte de se lever.

Aux membres supérieurs, les mouvements sont moins difficiles.

Les autres muscles: face, langue, muscles moteurs des yeux, muscles des paupières ne sont atteints que dans une certaine mesure.

Les muscles de la vie organique sont indemnes.

La raideur apparaît ou s'exagère sous *certaines influences :* à la suite de mouvements réflexes, toux et bâillement, à la suite du froid, à la suite des émotions.

Les muscles atteints sont *hypertrophiés* et ont une apparence athlétique, ils ont une consistance ferme. Pendant les mouvements passifs, ils sont absolument souples.

Troubles psychiques assez notables.

Réactions électriques.— 1° L'excitabilité mécanique, faradique, ou galvanique des nerfs est diminuée;

2° L'excitabilité des muscles est accrue.

Diagnostic. — La *diathèse de contracture* des hystériques pourrait seule simuler cette maladie ; elle sera reconnue aux stigmates de la névrose.

Pronostic. — C'est une infirmité incurable, mais sans aucune gravité.

Elle peut subir des rémissions et des améliorations.

Pathogénie. — Elle est encore mal connue. La meilleure interprétation est celle qui se base sur les lésions anatomiques constatées : hypertrophie du protoplasma et des noyaux et fibres musculaires et atrophie de la substance différenciée. Cette maladie paraît donc être une myopathie parenchymateuse.

Traitement. — Eviter les fatigues, le froid. Massage et gymnastique rationnelle.

VII. — DYSTROPHIES D'ORIGINE NERVEUSE

I. — ASPHYXIE LOCALE DES EXTRÉMITÉS MALADIE DE RAYNAUD.

DESCRIPTION. — La maladie évolue en 3 stades :

1° *Syncope locale des extrémités :* un ou plusieurs doigts deviennent blancs, insensibles pendant une heure ou deux, pendant quelques minutes: c'est le phénomène du *doigt mort.*

2° *Asphyxie locale des extrémités :* il y a douleur et teinte cyanique. Puis la réaction se fait et le doigt reprend sa coloration.

3° *Gangrène : a)* Elle s'annonce par rougeur locale, douleur, abaissement de la température et anesthésie; *b)* apparition des phlyctènes; *c)* terminaison par cicatrisation et état parcheminé des doigts; ou escarrification et cicatrisation avec mutilation du doigt.

Siège de l'affection : au niveau des doigts et des orteils, le plus souvent, mais aussi quelquefois au nez, aux talons, au coccyx. Il est symétrique, le plus souvent.

ÉVOLUTION. — *Forme aiguë :* période d'invasion (d'asphyxie), période d'état (escarre), période d'élimination et de cicatrisation, d'une durée de plusieurs mois.

Forme chronique, le plus souvent bénigne, elle ne va pas toujours jusqu'à la gangrène.

Pronostic. — Guérison.

Diagnostic. — Le doigt mort, les engelures peuvent simuler la maladie de Raynaud, mais ne sont pas symétriques.

La *cyanose congénitale*, *l'érythromélalgie* sont, elles aussi, symétriques; la première est caractérisée par la cyanose et l'hypertrophie de la phalangette, la seconde par la turgescence, caractère opposé à l'asphyxie.

La *gangrène sénile* est caractérisée par un siège unilatéral et l'absence des battements artériels au-dessus du point sphacélé.

L'*ingestion de seigle ergoté* peut amener aussi une gangrène symétrique.

Les panaris de la *syringomyélie*, la *sclérodactylie* ressemblent beaucoup à la maladie de Raynaud.

Étiologie. — Elle s'observe chez les femmes et surtout de dix-huit à trente ans: on trouve dans leurs antécédents l'arthritisme, les névroses, sans qu'aucune cause paraisse absolument déterminante.

Pathogénie. — 1° Pour Maurice Raynaud, névrose des centres vasomoteurs avec spasme capillaire.

2° Pour Vulpian, les ganglions périphériques peuvent avoir la même influence sur les vaisseaux.

3° Pour certains auteurs, il y aurait toujours artérite oblitérante.

Traitement. — 1° *interne :* quinine, belladone, trinitrine.

2° *externe :* laudanum, frictions contre les douleurs. Pansements des phlyctènes et des escarres.

II. — ACROMÉGALIE MALADIE DE PIERRE MARIE

SYMPTÔMES. — I. *Symptômes primordiaux.*

1° *Hypertrophie des mains.* — Deux types :

a) Main courtaude avec doigts en saucisson.

b) Main augmentée de dimensions, mais gardant les proportions normales.

2° *Hypertrophie des pieds.* — Des orteils du tarse et métatarse jusqu'au cou de pied.

3° *Hypertrophie de la tête.* — Du crâne, mais surtout de la face : allongée, à front bas, à rebords saillants, nez augmenté de volume, maxillaire inférieur très hypertrophié, macroglossie.

4° *Déformation du thorax.* — Cyphose cervicodorsale, donnant quelquefois l'aspect de la bosse de polichinelle.

5° Céphalalgie et aménorrhée.

II. *Symptômes secondaires.* — Amyotrophie, réflexes normaux. Altérations des organes des sens, etc.

ÉVOLUTION. — Début entre 20 et 26 ans. Marche progressive.

Durée de 20 à 30 ans, terminée par la cachexie.

DIAGNOSTIC. — 1° Le *myxœdème* est une augmentation de volume par infiltration œdémateuse, qui donne au visage un aspect épanoui en demi-lune.

2° La *maladie osseuse de Paget* est caractérisée par l'hypertrophie des os d'une façon asymétrique et les courbures de ces mêmes os.

3° *Le léontiasis ossea* de Virchow présente des exostoses de la face.

4° *Le gigantisme* débute dès le premier âge, il n'est pas localisé aux extrémités.

5° *L'ostéoarthropathie hypertrophiante pneumique* s'accompagne de déformations articulaires et est liée à l'existence d'une vieille lésion thoracique.

Anatomie pathologique. — 1° *Lésions du squelette :* caractérisées par l'accroissement de l'os médullaire aux dépens de l'os périostique.

2° *Lésions de la glande pituitaire :* elle a été trouvée constamment hypertrophiée : véritable hyperplasie glandulaire. Quelquefois il semble qu'il y ait revivisceence du thymus (Pierre Marie).

Étiologie. Pathogénie. — La maladie s'observe plus souvent chez la femme que chez l'homme.

Pierre Marie en fait une affection acquise. Moncorvo veut en faire une affection congénitale ou datant d'une période rapprochée de la naissance.

Causes déterminantes. — L'hérédité névropathique et les infections.

Cause prochaine. — 1° théorie de l'angiomatose thymique de Klebs; 2° théorie de la dystrophie dépendant d'affections du système nerveux central (Recklinghausen); 3° théorie de la dystrophie systématique d'origine glandulaire, peut-être du corps pituitaire.

Traitement. — Il ne peut être actuellement que symptomatique. L'opothérapie donne quelques résultats.

III. — MYXŒDÈME

Historique. — L'histoire clinique du myxœdème date de Charcot (*cachexie pachydermique*) et de Bourneville (*idiotie myxœdémateuse*).

L'expérimentation date des interventions chirurgicales de Reverdin et de Kocher.

Enfin la thérapeutique par extraits de corps thyroïde est de date récente.

Formes cliniques. — Trois formes :

1° Idiotie myxœdémateuse de Bourneville. — Elle est congénitale et débute peu après la naissance.

Infiltration des téguments : le visage monstrueux, en demi-lune, de teinte cireuse; les paupières sont bouffies. C'est un faux œdème. Les extrémités sont plus infiltrées. On trouve au niveau du corps des pseudolipomes. Le ventre est aplati comme un ventre de batracien.

Nanisme : le plus souvent, la taille est minime ; le Pacha de Bicêtre avait 90 centimètres à 20 ans.

Atrophie du corps thyroïde.

Troubles intellectuels : ce sont des idiots, mais qui ne sont pas aussi atteints que les idiots par lésions cérébrales vulgaires.

Evolution : la vie est possible jusqu'à quarante ans.

2° Myxœdème spontané des adultes (Cachexie pachydermique de Charcot). — Débute d'une façon insidieuse à la suite d'hémorragie, ou d'une attaque de rhumatisme articulaire aigu.

Leur aspect est comparable à celui des idiots myxœdémateux, mais ils n'ont pas le nanisme.

Leurs troubles intellectuels sont peu différents : ils sont plongés dans la torpeur, sont grincheux et irritables.

Hémorragies très fréquentes. Température centrale abaissée. Troubles de la sensibilité vagues.

L'évolution se fait vers la cachexie. La mort survient du fait de la tuberculose pulmonaire.

3° Myxœdème opératoire. — Trois ou quatre mois après la thyroïdectomie totale, on voit apparaître le myxœdème.

Début par la lassitude générale, avec torpeur cérébrale progressive.

DIAGNOSTIC. — La lipomatose, l'éléphantiasis, l'acromégalie, la sclérodermie, la maladie de Basedow, le crétinisme, l'idiotie peuvent être confondus ou coïncider avec le myxœdème.

ANATOMIE PATHOLOGIQUE. — On trouve de la *sclérose du corps thyroïde*, accompagnée au début d'infiltration embryonnaire.

Secondairement le tissu cellulaire est infiltré par du tissu mucoïde.

PATHOGÉNIE. — Le myxœdème est donc un syndrome survenant par altérations thyroïdiennes, que ce soit une extirpation du corps thyroïde, ou une thyroïdite à la suite d'une maladie infectieuse, comme dans certains cas de myxœdème acquis.

Quant au mécanisme intime, à la physiologie du suc thyroïdien, ce sont choses encore mal connues.

TRAITEMENT. — Injections hypodermiques, ingestion de glandes thyroïdes à l'état d'extrait ou en nature. Le traitement produit des résultats merveilleux. Trop énergique, il produirait, suivant Pierre Marie, le syndrome du goître exophtalmique.

Dès qu'on cesse le traitement, la récidive est fatale.

IV. — GOITRE EXOPHTALMIQUE

Le goître exophtalmique, *maladie de Graves* ou *de Basedow*, est caractérisé par quatre symptômes : goître, tachycardie, exophtalmie, tremblement.

Description. — 1° **Tachycardie.** — C'est le symptôme le plus constant. Le pouls est à 120 à 150. Le malade sent les battements de son cœur. A l'auscultation, quelquefois arythmie, quelquefois rien, quelquefois souffle systolique, anémique, extracardiaque ou organique.

La circulation périphérique est modifiée : danse des artères du cou, battements propres des divers territoires artériels.

2° **Goitre.** — Accroissement insidieux, quelquefois par apoplexie thyroïdienne, ou par poussées au moment des règles. Goître unilatéral ou total, quelquefois avec thrill et bruit de souffle. Quelquefois éclatent des accidents de compression : suffocation, voix rauque.

3° **Exophtalmie et symptômes oculaires.** — Exorbitis bilatérale, pouvant aller jusqu'au larmoiement, s'accompagnant, dans quelques cas, de conjonctivite.

Signe de Stellwag : élargissement de la fente palpébrale et inocclusion des yeux.

Signe de Graefe : défaut de consensus entre les mouvements du globe de l'œil et des paupières.

Signe de Mœbius : insuffisance de la convergence.

Ophtalmoplégie externe de Ballet.

La musculature interne est respectée.

Troubles subjectifs de la vision : amblyopie, diplopie, mouches volantes, photophobie.

Signes objectifs de la vision : hyperémie rétinienne.

4° Tremblement de Charcot-Marie. — Atrépidation transmise aux extrémités par le bras et le tronc : 8 à 10 oscillations à la seconde, le tremblement n'est pas modifié par les mouvements intentionnels.

5° Troubles accessoires. — *a) Troubles moteurs* : paraplégie, dérobement des jambes, mouvements choréiformes, mouvements épileptiformes, crampes.

b) Troubles sensitifs : névralgies des membres ; angine de poitrine.

c) Troubles sécrétoires vasomoteurs : sensations de bouffées de chaleur, thermophobie, sueurs profuses, poussées fébriles.

Pigmentations anormales de la peau, éruptions cutanées, pseudopelades.

Diminution de la résistance électrique (Vigouroux).

d) Troubles psychiques : agitation incessante, joie et tristesse excessives, irascibilité, insomnies, cauchemars, pouvant aboutir à la manie aiguë.

e) Troubles de l'appareil digestif : anorexie ou boulimie, diarrhée par crises, ictère.

f) Troubles de l'appareil respiratoire: dyspnée par crises, toux, hémoptysies.

g) Troubles génitaux : aménorrhée, exaltation du sens génésique ou impuissance.

h) Troubles urinaires : polyurie, albuminurie.

Évolution. — Débute par des troubles cardio-vasculaires aux pieds ; plus tard s'ajoutent les autres symptômes.

Marche par poussées avec rémissions, rarement vers la guérison.

Terminaison : mort par cachexie, tuberculose, asystolie.

Diagnostic. — *a)* Des tremblements (voir ce diagnostic à la *sclérose en plaques*).

b) De la tachycardie avec la *tachycardie paroxystique* et avec la névrite tabétique du pneumogastrique.

c) De l'exopthalmie avec l'exorbitis des myopes et la protusion oculaire des tabétiques.

d) Du goître et des goîtres simples.

e) Diagnostic des maladies associées : hystérie, neurasthénie, chlorose, etc.

Étiologie. — S'observe surtout chez les femmes, après la puberté. Relève d'une prédisposition héréditaire névropathique.

Son début est déterminé par la frayeur, une vive émotion, la grossesse, etc.

Anatomie pathologique. — On a trouvé des lésions du bulbe, de l'encéphale, de la moelle, du grand sympathique, du corps thyroïde. Toutes ces lésions n'ont rien de pathognomonique et n'éclairent pas sur la nature de l'affection.

Nature de l'affection. — Les hypothèses sont

pour la plupart basées sur la physiologie et l'expérimentation.

1° *Théorie bulbaire.* — Elle se base sur la clinique et l'anatomie pathologique; les symptômes sont analogues aux symptômes bulbaires du tabes et on a trouvé dans quelques cas des hémorragies bulbaires.

2° *Théorie du grand sympathique.* — Basée sur les expériences de Claude Bernard, mais la pupille est modifiée dans ces expériences à l'inverse de ce qui se passe dans la maladie de Basedow.

3° *Théorie de la névrose.*

4° *Théorie thyroïdienne* (Joffroy). — Le corps thyroïde altéré détermine une intoxication : les uns pensent qu'il y a hyperthyroïdisation et que la maladie de Basedow est l'opposé du myxœdème; les autres pensent qu'il y a défaut de destruction d'une substance nuisible à l'organisme.

Traitement. — 1° *Traitement curatif chirurgical.* — Exothyropexie, résection du grand sympahique, opérations qui semblent aujourd'hui déjà devoir être abandonnées.

2° *Traitement palliatif.* — Digitale, belladone, strophantus; hydrothérapie, électricité.

V. — SCLÉRODERMIE

La sclérodermie est une affection que sa pathogénie classe parmi les maladies du système nerveux.

Anatomie pathologique. — Il est vraisemblable en effet que les altérations des centres et des nerfs périphériques sont le point de départ de l'endopériartérite et de la sclérose du derme et de l'hypoderme qui sont le caractéristique de cette maladie.

Symptômes. — Elle se manifeste sous une forme généralisée; sous une forme localisée et extensive (*sclérodactylie*, *trophonévrose faciale*); sous une forme localisée en plaques (morphée) ou en bandes.

Son aspect morphologique la fait entrer dans la classe des maladies de la peau (1).

(1) Voir Paul Lefert, *Aide mémoire de Dermatologie*.

TABLE DES MATIÈRES

TABLE ALPHABÉTIQUE

Poitiers. — Imp. Blais et Roy, rue Victor-Hugo, 7.

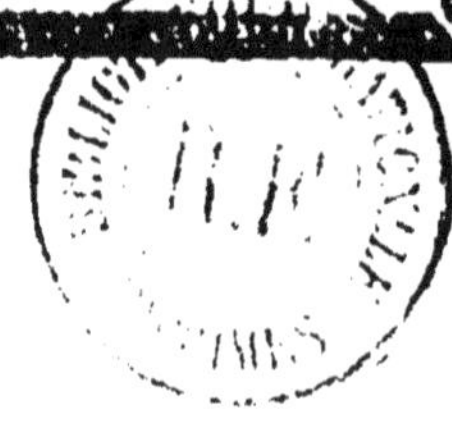

Reliure serrée

www.ingramcontent.com/pod-product-compliance
Ingram Content Group UK Ltd.
Pitfield, Milton Keynes, MK11 3LW, UK
UKHW020313230726
13925UKWH00002B/389